Anaesthesiology and Resuscitation
Anaesthesiologie und Wiederbelebung
Anesthésiologie et Réanimation

55

Editors

Prof. Dr. R. Frey, Mainz · Dr. F. Kern, St. Gallen
Prof. Dr. O. Mayrhofer, Wien

Managing Editor: Prof. Dr. M. Halmágyi, Mainz

Intensivbehandlung und ihre Grenzen

Beiträge zu den Themen „Intensivtherapie" nnd „Grenzen der Wiederbelebung und Intensivtherapie" der XI. gemeinsamen Tagung der Österreichischen, Schweizerischen und Deutschen Gesellschaften für Anaesthesiologie und Wiederbelebung vom 3. bis 6. September 1969 in Saarbrücken

Herausgegeben von

K. Hutschenreuter · K. Wiemers

Mit 28 Abbildungen

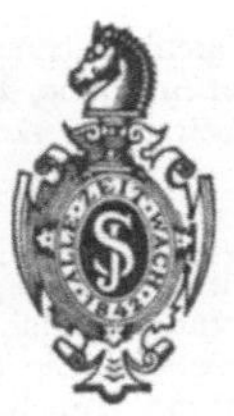

Springer-Verlag Berlin Heidelberg New York 1971

ISBN-13: 978-3-540-05588-4   e-ISBN-13: 978-3-642-46281-8
DOI: 10.1007/978-3-642-46281-8

Vorwort

Die Veranstalter der 11. Gemeinsamen Tagung der Österreichischen, Schweizerischen und Deutschen Gesellschaften für Anaesthesiologie und Reanimation und die Herausgeber der Zeitschrift „Der Anaesthesist" sowie der Schriftenreihe „Anaesthesiologie und Wiederbelebung" sind übereingekommen, die anläßlich oben genannter Tagung gehaltenen Vorträge über *Freie Themen* im Wortlaut in der Zeitschrift „Der Anaesthesist" zu veröffentlichen. Die Publikation aller Referate über die Hauptthemen:

1. *Anaesthesie bei Eingriffen an endokrinen Organen*
2. *Anaesthesie bei Neugeborenen und Säuglingen,*
3. *Anaesthesie im höheren Lebensalter* und
4. *Intensivtherapie*

sowie der beiden Rundgespräche

Anaesthesist und Herzrhythmusstörungen und
Grenzen der Wiederbelebung und Intensivtherapie

erfolgt in drei Bänden der Schriftenreihe „Anaesthesiologie und Wiederbelebung".

Dieser *zweite* der drei Bände enthält die Referate über *Intensivtherapie* und das Rundgespräch *Grenzen der Wiederbelebung und Intensivtherapie*. Über die zunehmende Bedeutung der Intensivtherapie, an deren Entwicklung und Organisation die Anaesthesiologie wesentlichen Anteil trägt, herrscht im Prinzip zwischen den Vertretern verschiedenster medizinischer Disziplinen völlige Übereinstimmung. Es wird auch anerkannt, daß die Intensivtherapie als die optimale Form der Spezialbehandlung von Patienten mit bedrohlichen Störungen ihrer Lebensfunktionen zu betrachten ist. Dafür legen auch die hier vorliegenden Referate Zeugnis ab. Freilich ist mit der Entwicklung der Intensivtherapie auch der früher so schmal erscheinende Grenzstrich zwischen Leben und Tod zu einem breiten Band geworden und damit in ein neues Licht gerückt. Dabei hat insbesondere die Diskussion über sichere Kriterien des klinischen Todes und zur Todeszeitbestimmung die ungeteilte Aufmerksamkeit der wissenschaftlichen Fachwelt und auch der Öffentlichkeit gefunden.

Der vorliegende Band der Schriftenreihe „Anaesthesiologie und Wiederbelebung" verfolgt sowohl das Ziel, über Fragen der Intensivtherapie zu informieren, als auch die Absicht, zur Klärung noch offener Fragen auf dem Grenzfeld zwischen Leben und Tod beizutragen und anzuregen.

Homburg-Saar und Freiburg-Breisgau 1971　　　　　Die Herausgeber

Inhaltsverzeichnis

I. Vorträge zu dem Hauptthema
Intensivbehandlung und ihre Grenzen

II. Podiumsgespräch
Grenzen der Wiederbelebung und Intensivtherapie

Autorenverzeichnis

BAUER-EHNES, H., Dr., Anaesthesieabteilung d. Chirurg. Klinik und Poliklinik, Klinikum rechts der Isar der Technischen Hochschule München

BRÜCKNER, J. B., Prof. Dr., Institut für Anaesthesiologie d. FU, Fachbereich 4, Klinikum Westend Berlin

BUSHART, P., Priv.-Doz. Dr., Neurologische Univ.-Klinik u. Poliklinik Hamburg-Eppendorf

CURELARU, J., Dr., Anaesthesieabtlg., Emergency Hospital, Bukarest

DOEHN, M., Dr., Anaesthesieabteilung, Chirurg. Univ.-Klinik u. Poliklinik Hamburg-Eppendorf

EISTERER, H., Dr., Institut für Anaesthesiologie der Universität Wien

FOITZIK, H., Dr., Anaesthesie-Abteilung des Allgemeinen Krankenhauses Hamburg-Altona

GESER, C. A., Dr., Klin.-exp. Abt. d. Forschungsgruppe Diabetes der Städt. Krankenanstalten München-Schwabing

GIEBEL, O., Priv.-Doz. Dr., Anaesthesieabteilung, Ev. Krankenhaus „Bethesda" Mönchengladbach

HERRMANN, I., Dr., Abteilung für Anaesthesiologie der Univ.-Kliniken Gießen

HINDERLING, H., Prof. Dr., Juristische Fakultät der Universität Basel

HIRSCH, H., Prof. Dr., Institut für Normale und Pathologische Physiologie der Universität Köln

HORATZ, K., Prof. Dr., Anaesthesieabteilung, Chirurg. Univ.-Klinik u. Poliklinik Hamburg-Eppendorf

JUST, O. H., Prof. Dr., Abteilung für Anaesthesiologie, Chirurg. Univ.-Klinik Heidelberg

KETTLER, D., Dr., Institut für Klinische Anaesthesie d. Universität Göttingen

KIRCHHOFF, P.-G., Klinik für Thorax-, Herz- und Gefäßchirurgie der Universität Göttingen

KÖNIG-WESTHUES, G., Dr., Abteilung für Pädiatrisch-Chirurgische Anaesthesie der Universitäts-Kinderklinik München

KRENN, J., Dr., Institut für Anaesthesiologie der Universität Wien

KUCHER, R.†, Prof. Dr., Institut für Anaesthesiologie der Universität Wien

LAWIN, P., Priv.-Doz., Anaesthesie-Abteilung des Allgemeinen Krankenhauses Hamburg-Altona

LEHMANN, CH., Dr., Anaesthesieabteilung der Chirurg. Klinik und Poliklinik, Klinikum rechts der Isar der Technischen Hochschule München

LINDER, F., Prof. Dr., Chirurgische Universitäts-Klinik Heidelberg

LOEW, F., Prof. Dr., Neurochirurgische Universitäts-Klinik Homburg-Saar

PETZOLD, J., Dr., Abteilung für Anaesthesiologie der Universitätskliniken Gießen

RITTMEYER, P., Priv.-Doz. Dr., Anaesthesieabteilung, Chirurg. Univ.-Klinik und Poliklinik Hamburg-Eppendorf

SCHMIDT, A., Dr., Anaesthesie-Abteilung des Vinzentius-Krankenhauses Landau

SCHULTIS, K., Priv.-Doz. Dr., Caritas-Krankenhaus Rastpfuhl Saarbrücken

SONNTAG, H., Dr., Institut für klinische Anaesthesie der Universität Göttingen

SOROCEANU, A. M., Dr., Anaesthesieabteilung, Emergency Hospital Bukarest

SPANN, W., Prof. Dr., Institut für Rechtsmedizin der Universität München

STEINBEREITHNER, K., Prof. Dr., Institut für Anaesthesiologie der Universität Wien

TULBURE, D., Dr., Anaesthesieabteilung, Emergency Hospital Bukarest

WAWERSIK, J., Prof. Dr., Zentrale Abteilung für Anaesthesiologie der der Universität Kiel

WEISSAUER, W., Ministerialdirigent, Freising/München

WIEMERS, K., Prof. Dr., Institut für Anaesthesiologie der Kliniken der Universität Freiburg/Brsg.

TEIL I

Vorträge zu dem Hauptthema
Intensivbehandlung und ihre Grenzen

Beatmungsprobleme

Von **R. Kucher** †, **H. Eisterer, J. Krenn** und **K. Steinbereithner**

Intensivbehandlungsstation (Leiter: Prof. Dr. K. STEINBEREITHNER)
der I. Chir. Univ. Klinik (Vorstand: Prof. Dr. P. FUCHSIG),
Intensivbehandlungsabteilung der postoperativen Station
(Leiter: Prof. Dr. R. KUCHER †)
der II. Chir. Univ. Klinik (Vorstand: Prof. Dr. J. NAVRÁTIL)
und des Instituts für Anaesthesiologie (Vorstand: Prof. Dr. O. MAYRHOFER)
der Universität Wien

Die Respiratortherapie nimmt im Rahmen der Intensivbehandlung unbestritten eine zentrale Stellung ein, und sie konfrontiert uns trotz vermehrter Erfahrung mit stets neuen Problemen medizinischer und technischer Natur sowie in zunehmendem Maße mit immer drängender werdenden organisatorischen Fragen. Kaum ein Behandlungsverfahren der modernen Medizin wird in seinen Resultaten so sehr von optimalen organisatorischen Voraussetzungen bestimmt wie die Respiratortherapie!

Das gesamte Krankengut, anhand dessen die organisatorische Problematik aufgezeigt werden soll, ist in den folgenden Tabellen 1, 2 und 3 dargestellt.

Tabelle 1. *Gesamtzahl der Patienten (15. Sept. 1963 bis 15. Juni 1969) (Intensivstation I. Chir. Univ. Klinik)*

	Aufnahmen	†	† (%)	Entlassen bzw. rücktransferiert
1963 (ab 15. Sept.)	77	40	(51,9)	37
1964	237	106	(44,7)	131
1965	201	94	(46,7)	107
1966	206	87	(42,2)	119
1967	167	55	(32,9)	112
1968	179	62	(34,6)	117
1969 (bis 15. Juni)	109	38	(34,8)	71 (9a)
Summe	1176	482	(40,8)	694

1*

Tabelle 2. *Gesamtzahl der Patienten (1. Dez. 1967 bis 15. Juni 1969) (Intensivstation II. Chir. Univ. Klinik)*

Intensivbehandlung	Aufnahmen	†	† (%)	Entlassen bzw. rücktransferiert
1967 (1. XII.) bis 1968 (15. VIII.)	91	39	(42,9)	52
1968 (15. VIII) bis 1969 (15. VI.)	154	55	(35,7)	99 (11a)
Summe	245	94	(38,4)	151
Postop. (Thorax etc.)				
1967 (1. XII.) bis 1968 (15. VIII.)	146	7	(4,8)	139
1968 (15. VIII. bis 1969 (15. VI.)	96	12	(12,5)	84
Summe	242	19	(7,8)	223 (2a)
Herzchir. postop.				
1967 (1. XII.) bis 1968 (15. VIII.)	163	22	(13,4)	141
1968 (15. VIII.) 1969 (15. VI.)	246	30	(12,2)	216
Summe	409	52	(12,6)	357 (2a)
Gesamtsumme	896	165		731 (15a)

a) Patienten noch in Behandlung.

Tabelle 3. *Gesamtzahl der Intensivbehandlungsfälle (1963 bis 1969 [15. VI.]) (Intensivstationen I. u. II. Chir. Univ. Klinik Wien*

Jahr	Aufnahmen	†	† (%)	Entlassen bzw. rücktransferiert
Intensivstat. I. Chir. (1963–1969)	1176	482	(40,8)	694
Intensivstat. II. Chir. 1967 (1. XII.) bis 1969	245	94	(38,4)	151
Summe	1421	576	(40,5)	845

Das sich allmählich verringernde Risiko einer Langzeitbeatmung führte zu einer ständigen Erweiterung der Indikationsstellung (Tab. 4) und bedingte eine stete Zunahme des prozentuellen Anteiles von Beatmungspatienten und erreichte im Jahre 1969 an der I. Intensivstation bereits 55%, an der II. Intensivstation ca. 50% aller Aufnahmen.

Tabelle 4. *Dauerbeatmung im Verhältnis zur Gesamtzahl der Aufnahmen (1963–1969 [15. VI.]) (Intensivstation I. Chir. Univ. Klinik)*

Jahr	Anzahl der Aufnahmen	Anzahl der Beatmeten	(%)
1963	77	2	(2,6)
1964	237	36	(15,1)
1965	201	36	(18,9)
1966	206	109	(53,0)
1967	167	65	(41,3)
1968	179	87	(48,6)
1969 (15. VI)	109	60	(55,0)
Summe	1176	395	(34,6)

(1967–1969 [15. VI.]) (Intensivstation II. Chir. Univ. Klinik)

Jahr	Anzahl der Aufnahmen	Anzahl der Beatmeten	(%)
1967 (1. XII.) bis 1968 (15. VIII.)	91	56	(58,0)
1968 (15. VIII) bis 1969 (15. VI).	154	73	(47,4)
Summe	245	129	(52,6)

Die Respiratortherapie stellt heute bzw. soll heute nicht mehr eine „ultima ratio" in prognostisch hoffnungslosen respiratorischen Terminalsituationen darstellen, sondern sie besitzt weite, über die klassische Indikation – respiratorische Insuffizienz verschiedenster Genese – hinausreichende Anwendungsgebiete, so die:

1. Schwere zirkulatorische Insuffizienz
2. Chronisch überforderte Atemarbeit
3. „Prophylaktische" Respiratortherapie bei respiratorisch bzw. zirkulatorisch gefährdeten Patienten, wie etwa:

a) Prophylaktische postoperative Beatmung (Nierentransplantation, herzchirurgische Operationen mit langer Perfusionsdauer, Ileus, Peritonitis sowie sogenannte „Großeingriffe".

b) Posttraumatische Beatmung (Ergänzende Allgemeinbehandlung des Unfallschocks, Thoraxverletzungen, Schädel-Hirntraumen).

c) Unterstützende Beatmung bei Dialysepatienten in schlechtem Allgemeinzustand (sowohl bei Peritonealdialyse wegen respiratorischer Belastung als auch bei Hämodialyse zur Bekämpfung des Disäquilibriumsyndroms).

d) Relaxationsbehandlung von Krampfzuständen (Schädel-Hirntrauma, Intoxikationen, Urämie usw.).

e) Nachbehandlung nach gelungener zirkulatorischer Reanimation.

Trotz der Fülle ungelöster Probleme führte zunehmende Erfahrung in der Langzeitbeatmung zu einer wesentlichen Verbesserung der Resultate (Tab. 5).

Tabelle 5. *Anzahl der Dauerbeatmungen (1963 bis 1969 [15. VI.]) (Intensivstation I. Chir. Univ. Klinik)*

Jahr	Anzahl der Dauerbeatmungen	†	(%)
1963	2	2	(100,0)
1964	36	23	(63,9)
1965	36	20	(55,5)
1966	109	73	(66,9)
1967	65	32	(49,3)
1968	87	45	(51,5)
1969 (15. VI.)	60	28	(46,5)
Summe	395	223	(56,3)

(1967–1969 [15. VI.]) (Intensivstation II. Chir. Univ. Klinik

Jahr	Anzahl der Dauerbeatmungen	†	(%)
1967 (1. XII.) bis 1968 (16. VIII.)	56	34	(60,6)
1968 (15. VIII. bis 1969 (15. VI.)	73	40	(54,8)
Summe	129	74	(57,2)

Dauerbeatmung Herzchir. (postop.)

Jahr	Anzahl der Dauerbeatmungen	†	(%)
1967 (1. XII.) bis 1968 (15. VIII.)	38	16	(42,1)
1968 (15. VIII.) bis 1969 (15. VI.)	64	14	(21,8)
Summe	102	30	(29,4)

Die Erweiterung der Indikationsstellung wirft eine Fülle von organisatorischen, personellen, apparativen, vor allem aber ethischen Problemen auf, da der vermehrte Bedarf an Beatmungsbetten derzeit, aber auch auf längere Sicht nicht gedeckt werden kann. Eine strenge Indikationsstellung zur Respiratortherapie ist trotz mancher daraus resultierender anscheinender Härte eine derzeit noch unabdingbare Forderung. Neben dem Ausschluß von Moribunden und deklarierten inkurablen Fällen sollen auch Patienten mit sehr schlechter Prognose zumindest derzeit keiner Respirationstherapie zugeführt werden. Diese Forderung wird aus der Beatmungsstatistik unserer I. Intensivbehandlungsstation belegt, wonach im Betriebsjahr 1968/69 bei einer Gesamtbeatmungsletalität von 46,7% in den Altersgruppen der 40–49jährigen eine Letalität von 78% zu verzeichnen ist, während in der Altersgruppe der 70–79jährigen eine Letalität von nur 66% auffällt, woraus klar ersichtlich ist, daß „Mitleid" und „Rücksicht" auf das „junge" Alter in vielen, prognostisch infausten Fällen die Indikation zur Respiratortherapie beeinflußt haben dürften.

Da in diesem Rahmen auf Einzelheiten der praktischen Durchführung der Respiratortherapie nicht eingegangen werden kann, sollen nur schlagwortartig einzelne Punkte gestreift werden, welche für das Zustandekommen der gefürchteten sog. Pneumonitis („Beatmungslunge") von kausalgenetischer Bedeutung sein könnten bzw. andere häufig diskutierte Probleme betreffen. Beatmung mit Luft unter Sauerstoffzusatz ist zweifellos einer Beatmung mit sauerstoffreichen Gasgemischen vorzuziehen, obwohl aus unserem Krankengut hervorgeht (Tab. 5, 6), daß erfolgreiche Dauerbeatmung über Wochen auch unter letzteren Kautelen möglich ist und daß die O_2-Toxizität anscheinend doch wesentlich überschätzt wurde. Die Sorge für eine suffiziente kontinuierliche Befeuchtung scheint die O_2-Toxizität deutlich zu paralysieren, so daß vielleicht ein Großteil der beobachteten pulmonalen Komplikationen auf die extreme Trockenheit sauerstoffreicher Gasgemische und auf die dadurch bedingte Infektionspropagation zurückgeführt werden dürfte. – Besteht der Verdacht auf Entwicklung in Richtung einer „Beatmungslunge", was sich in häufig wechselnder Atelektasenbildung und rapider Verschlechterung der Compliance und der Blutgaswerte ohne sonst faßbare Ursache äußert, so hat es sich bewährt, auf ein sauerstoffarmes Gasgemisch, welches gerade noch zur Normalisierung des arteriellen O_2-Druckes ausreicht, unter Verwendung eines volumenkonstanten Respirators überzuwechseln. Seit wir auf beiden Stationen im Besitze von volumenkonstanten Beatmungsgeräten sind, trachten wir bei sich abzeichnender echter „Langzeitbeatmung" prinzipiell volumenkonstante Generatoren zum Einsatz zu bringen (z. B. bei Tetanus).

In den meisten Fällen ist zumindest zu Beginn der Beatmung die Wahl der Respiratortype von geringerer Bedeutung, da die „Schwächen" der einzelnen Geräte durch vertiefte Kenntnisse (Respiratoranalysen) und vermehrte praktische Erfahrung in der allgemeinen Beatmungsbehandlung (Pflege, Physiotherapie, Infektionsprophylaxe usw.) durchaus wettgemacht werden können. Dies heißt allerdings nicht, daß die Auswahl des Beatmungsgerätes – sofern man mehrere Typen zur Verfügung hat – etwa belanglos ist! Ein druckkonstantes, gasgetriebenes Gerät wird zweifellos als „Assistor" bei bestimmten Indikationen (Schädel-Hirntrauma, Intoxikation, cardiale Insuffizienz, Myasthenie, postop. resp. Insuffizienz usw.) besser geeignet sein, während für eine kontrollierte Beatmung zweifellos einem volumenkonstanten Gerät der Vorzug zu geben ist.

Als entscheidendes Kriterium für die Wahl des Respirators hat die *Leistungsfähigkeit* der Maschine zu gelten. Übersteigt die geforderte Atemarbeit die Leistungsgrenze eines Respirators und wird eine suffiziente Beatmung unmöglich, dann ist der *rechtzeitige* Wechsel auf eine leistungsfähigere Maschine unumgänglich notwendig – noch bevor sich irreversible pulmonale oder cerebrale Schäden manifestiert haben.

Die *Wechseldruckbeatmung* ist heute weitgehend verlassen, und ihre Anwendung beschränkt sich heute nur mehr auf einige wenige, spezielle Indikationen, wie: Beatmung von Schädel-Hirntraumen und ergänzende Behandlung des Hirnödems (zum Zwecke der intracraniellen Drucksenkung) sowie Beatmung von Patienten mit extrem schlechten Kreislaufverhältnissen (wobei aber auch die Anwendung der Wechseldruckbeatmung nicht unwidersprochen blieb). Die IPPB ist über Monate durchführbar; die Vorteile der Wechseldruckbeatmung werden durch gravierende Nachteile deutlich zurückgedrängt. So bedingt sie zweifellos gegenüber der IPPB eine verstärkte Neigung zur Atelektasebildung, wahrscheinlich hervorgerufen durch eine Irritation des „Surfactant"-Mechanismus mit Anstieg der Oberflächenspannung in den Alveolen.

Die Respiratortherapie stellt eine der diffizilsten Behandlungsverfahren der modernen Medizin dar und muß in all ihren vielfältigen Details schrittweise erlernt werden; dabei ist der „Schulung" des gesamten Personals (Ärzte, Schwestern, Physiotherapeuten usw.) größte Sorgfalt und Aufmerksamkeit zu widmen; dies ist aber keineswegs ausreichend – sie muß durch entsprechend lange und intensive praktische Erfahrung ergänzt werden. Die „übermittelte" Erfahrung ersetzt nicht das „Selbsterlebnis" der vielen technischen, apparativen, medizinischen und pflegerischen Details der Respiratortherapie mit all ihren Fehlermöglichkeiten und Gefahren. Dies geht sehr deutlich aus Tabelle 6 hervor, wonach an beiden Stationen die Mortalität im Gesamtmaterial weitgehend gleichartig erscheint; hingegen fällt auf, daß bei der Langzeitbeatmung von über 10 Tagen Dauer die „ältere" Station (I. Intensivstation) nur eine Letalität von 25 % aufweist, gegenüber der „jüngeren" Station mit einer Letalität von 50 %.

Daraus darf mit einer gewissen Reserve der durchaus berechtigte Schluß gezogen werden, daß die notwendigen „Feinheiten" einer erfolgreichen

Tabelle 6. *Beatmungsdauer*

Intensivstation I. Chir. Klinik (1963–1967 [Juli])			Int. Stat. I. Chir. Betriebsjahr 1968/69 (10 Monate)		Int. Stat. II. Chir.	
Beat-mungs-tage	Zahl aller Resp. Fälle (%)	† (%)	Zahl (%)	† (%)	Zahl (%)	† (%)
bis 1	31 (13,8)	23 (74,1)	21	10	22	13
2	33 (14,6)	22 (66,6)	15	9	10	4
3	31 (13,8)	17 (54,8)	8	1	11	6
4	18 (8,0)	13 (72,2)	7	6	4	2
5	17 (7,5)	11 (64,7)	4	3	5	3
6	14 (6,2)	9 (64,3)	5	3	5	3
7	11 (4,9)	6 (54,5)	5	3	5	3
8	10 (4,4)	4 (40,0)	2	1	2	2
9	7 (3,1)	4 (57,1)	2	1	1	—
10	10 (4,4)	6 (60,0)	1	1	—	—
11	8 (3,5)	5 (62,5)	3	1	4	3
12–20	19 (8,4)	11 (57,9)	14	4	2	1
21–30	9 (4,0)	4 (44,4)	5	1	2	—
31–40	6 (2,6)	3 (50,0)	1	—	—	—
41–70	1 (0,4)	1(100,0)	1	—	—	—
Summe 225		139 (61,7)	94	44 (46,7)	73	40 (54,5)
Länger als 10 Tage	43 (19,1)	24 (55,8)	24 (26,1)	6 (25)	8 (10,9)	4 (50)
Durchschnittliche Beatmungsdauer		7,7 Tage	7,3 Tage		4,8 Tage	

Respiratortherapie vom gesamten Team nur über einen Zeitraum von mehreren Jahren erlernbar zu sein scheinen.

Der Vollständigkeit halber sei noch kurz auf die *Langzeitintubation* bei Dauerbeatmung eingegangen (Tab. 7).

Wie aus Tabelle 7 ersichtlich, wurden an der I. Station in den letzten 10 Monaten des Betriebsjahres 1968/69 ca. 60% aller Respiratorpatienten über nasotracheale Intubation beatmet, wobei der Anteil der Patienten mit 1–6 Tagen Beatmungsdauer 85% beträgt. Bei entsprechender Überwachung möchten wir für kurze Beatmungsdauer (etwa 1–10 Tage) diesem Verfahren den Vorrang geben; für längere Beatmungsdauer ist zweifellos nach wie vor die Tracheotomie vorzuziehen, wenn wir auch nicht versäumen möchten, an die Komplikationsmöglichkeiten und Spätschäden der Tracheotomie zu erinnern.

Tabelle 7. *Langzeitintubation bei Dauerbeatmung (Betriebsjahr 1968/69; 10 Monate)*
(Intensivstation I. Chir. Univ. Klinik)

Beatmungstage		Fallzahl	ausschließlich intubiert	(%)
bis	1	21	20	
	2	15	12	
	3	8	7	
	4	7	5	
	5	4	4	
	6	5	3	
Summe	1– 6 Tage	60	51	(85,0)
	7	5	1	
	8	2	1	
	9	2	1	
	10	1	—	
	11	3	1	
	12–20	14	2	
Summe	1–20 Tage	87	57	(65,5)
	21–30	5	—	
	31–40	1	—	
	41–50	1	—	
Summe	7–20 Tage	27	6	(22,2)
Summe	7–50 Tage	34	6	(17,8)
Summe aller Fälle		94	57	(60,3)

Zusammenfassung

Die zentrale Stellung der Respiratortherapie in der Intensivbehandlung wird anhand des eigenen Krankengutes aufgezeigt und auf die stete Zunahme der Beatmungsfrequenz hingewiesen, welche mit fallendem Risiko und erweiterter Indikationsstellung begründet wird. Auf die erweiterte Indikationsstellung wird kurz eingegangen. Es wird jedoch betont, daß die Indikationsstellung zur Respiratortherapie weiterhin streng zu stellen ist und vorläufig schon aus Mangel an einer genügenden Anzahl von Respiratorbetten prognostisch äußerst ungünstige Fälle von einer Langzeitbeatmung ausgeschlossen werden sollten. Im Rahmen des Hauptproblems „Respiratorlunge" werden die ätiologische Bedeutung des Sauerstoffs, der Befeuchtung sowie die Auswahl des geeignetsten Respiratortyps diskutiert und auf die Überlegenheit der IPPB gegenüber einer Wechseldruckbeatmung in Hinblick einer Prävention von Lungenschäden verwiesen. Die praktische Erfahrung des gesamten Personals wird als entscheidender

Faktor einer erfolgreichen Beatmung angesehen, was anhand des Krankengutes dargelegt wird. Abschließend wird auf die Komplikationen und Spätschäden der Tracheotomie hingewiesen und als Alternative für kurze Beatmungszeiten die „Langzeitintubation" aufgezeigt.

Summary

The importance of ventilator therapy in intensive care is demonstrated following up the patients' histories of our own units. The increasing number of ventilated patients is due to the reduced risk and the greater scale of indications. The decision to ventilate a patient must still have an exact reason. The shortage of ventilator beds should bar hopeless cases from long time ventilation. Considering the problems of "ventilator lungs" the etiological importance of oxygen, moisture and the choice of a suitable type of ventilator are discussed. The superiority of IPPB to PNPB with regard to the prevention of lung damages is emphasized. Practice and experience of the whole staff must be seen as an important factor of successful ventilation. This can be shown in our series of patients. Finally the complications of tracheostomy are considered together with "long time intubation" as an alternative.

Kardiozirkulatorische Probleme
in der Intensivpflege

Von **O. H. Just**

Abteilung für Anaesthesiologie (Vorstand: Prof. Dr. O. H. Just)
Chirurgische Univ.-Klinik Heidelberg

Die Überwachung und Behandlung von Herz und Kreislauf gehört
neben den respiratorischen Problemen zu den wichtigsten Aufgaben in
der Intensivpflege. Störungen der Zirkulation werden auf verschiedene
Weise ausgelöst. Drei wesentliche Ursachen stehen dabei im Vordergrund:

1. Verminderung der Kontraktilität des Herzmuskels und Rhythmusstörungen des Herzens.

2. Zu- bzw. Abnahme der zirkulierenden Blutmenge in Form einer
Hyper- oder Hypovolämie.

3. Änderungen des peripheren Gefäßtonus im Sinne einer Vasokonstriktion oder -dilatation.

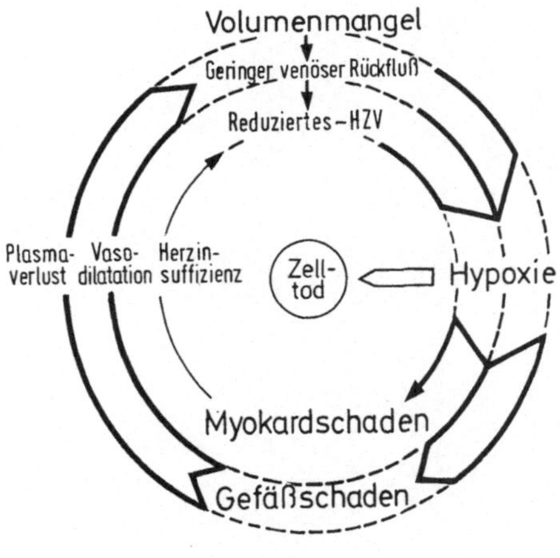

Abb. 1.

Sehr häufig steht einer dieser Faktoren im Vordergrund, meist aber
besteht die Funktionsänderung in der Kombination dieser pathophysiologischen Zustände (Abb. 1). So kann eine Hypovolämie infolge starken
Blutverlustes zunächst alleinige Ursache einer Kreislaufinsuffizienz sein,

im weiteren Verlauf aber über eine metabolische Acidose zu einer Verminderung der Kontraktilität des Myokards und zu einem Tonusverlust des Gefäßsystems führen.

Für eine kausale Therapie muß die im Vordergrund stehende Ursache der Kreislaufdysregulation möglichst schnell erkannt werden, und vor allem ist der Erfolg der Behandlung durch spezifische Befunde zu objektivieren. Zu diesem Zweck werden bei uns folgende Untersuchungen bzw. Kontrollen durchgeführt (Abb. 2):

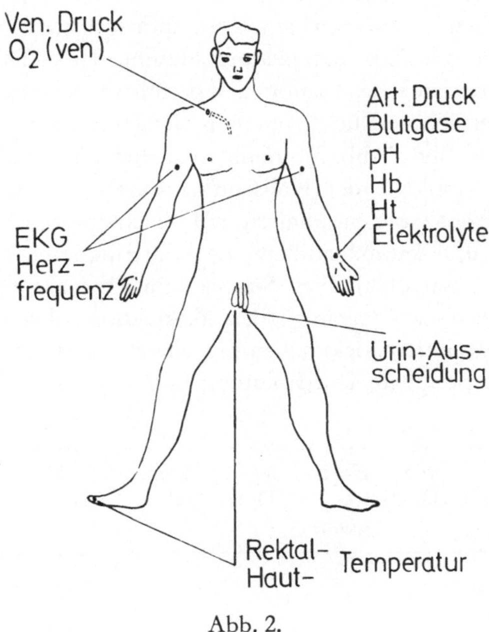

Abb. 2.

Die Messung des arteriellen Blutdruckes entweder mit der Manschette nach RIVA-ROCCI oder direkt blutig bei Patienten mit hohem Risiko nach Punktion bzw. Freilegung der A. radialis. Die Bestimmung der arteriellen O_2-Sättigung bzw. des O_2-Druckes, ferner pCO_2, pH und schließlich Hb, Ht und Elektrolyte. Die Messung des venösen Druckes erfolgt nach Katheterisierung der V. cava sup. in Vorhofnähe. Dies wird erreicht entweder durch Vorschieben eines Katheters über eine Vene in der Ellenbeuge oder ist technisch besonders einfach nach Punktion der V. subclavia. Aus der Sauerstoffsättigung des venösen Mischblutes läßt sich dann unter Berücksichtigung des Hb-Gehaltes die arteriovenöse Sauerstoffdifferenz ermitteln. Die EKG-Registrierung gibt Auskunft über Herzrhythmus und -frequenz. Die stündliche Urinproduktion wird nach Katheterisierung der Harnblase gemessen, und schließlich wird über Temperaturfühler gleich-

14 O. H. JUST

zeitig Körperkern- (Rektal-) Temperatur und Körperoberflächen- (Haut-) Temperatur festgestellt und verglichen.

Alle diese Befunde sind mit geringem Zeit-, Personal- und Kostenaufwand zu erstellen und ermöglichen einen guten Überblick über die Kreislaufsituation, wenn sie fortlaufend erhoben und in der Gesamtheit beurteilt werden. Wenn auch der arterielle Blutdruck allein kein sicheres Kriterium für eine adäquate Gewebsperfusion darstellt, so ist doch seine Messung und Registrierung immer noch die wichtigste Maßnahme im Rahmen der Kreislaufüberwachung. Eine arterielle Hypotension ist das Leitsymptom einer jeden schweren Kreislaufinsuffizienz. Aber auch eine Hypertonie kann mit einer Mangeldurchblutung der Gefäße einhergehen, wenn durch Kreislaufzentralisation der periphere Widerstand enorm ansteigt und so der venöse Rückstrom zum Herzen gesteigert wird.

Das klinische Bild (Abb. 3) erlaubt manchmal nicht sofort die Differenzierung der Ätiologie der Kreislaufinsuffizienz. Patienten mit akuter cardialer Insuffizienz bieten klinisch mit feuchter, blasser Haut, fadenförmigem Puls und kaum gefüllten, da konstringierten Venen ein Bild, das von einem hypovolämischen Schock klinisch nicht zu unterscheiden ist. Beide Formen der ungenügenden Zirkulation, also Herzinsuffizienz und hypovolämischer Schock, gehen mit einem reduzierten Herzzeitvolumen einher; die periphere Durchblutung wird gedrosselt und so bei ver-

	art. Druck	ven. Druck	Herz-frequenz	av DO_2	Temp. Diff.	pH	Urin-aussch.	Elek-tro-lyte	Hb	Ht
1. Herz										
myokardiales Versagen	↓	↑	↑	↑	↑	↓	↓	+		
Rhythmusstörungen	↓	↑	↑↓	↑	↑	↓	↓	+		
Herztamponade	↓	↑	↑	↑	↑	↓	↓			
2. Blutvolumen										
Hypervolämie	↑	↑	↓	↓	↓	∅	↑		↑	↓
Hypovolämie	↓	↓	↑	↑	↑	↓	↓		↓	↑
3. Gefäßtonus										
Vasokonstriktion	↑	↑	↓	↓	↑	↓	↓			
Vasodilatation	↓	↓	↑	↑	↓	↓	∅			

Abb. 3.

kleinertem Versorgungsgebiet ein ausreichender venöser Rückfluß auf Kosten einer metabolischen Dysregulation hergestellt. Dementsprechend ist jeweils die arteriovenöse Sauerstoffdifferenz als Parameter des erniedrigten HZV erhöht; ferner sind alle Kriterien für die ausreichende Gewebsdurchblutung in den pathologischen Bereich verschoben: Der Rektal-Hauttemperatur-Quotient steigt an, der pH sinkt im Sinne einer metabolischen Azidose, und infolge einer renalen Mangeldurchblutung geht die Urinproduktion zurück. Als wichtigstes differentialdiagnostisches Merkmal bleibt hier nur der zentrale Venendruck. Ein erhöhter zentralvenöser Druck schließt ein Kreislaufversagen infolge Hypovolämie aus. Umgekehrt spricht jedoch ein zentralvenöser Druck im Normalbereich nicht unbedingt gegen eine cardiale Insuffizienz, da eine reine Linksherz-Insuffizienz erst im späten Stadium zu einer Erhöhung des ZVD führt. Differentialdiagnostisch hat es sich bewährt, in Zweifelsfällen die Leistungsfähigkeit des Herzmuskels durch die rasche intravenöse Zufuhr eines Testvolumens zu prüfen. Isotone Glukose in einer Menge, die etwa 5% des normalen Blutvolumens des Patienten entspricht, werden in 5 min unter Beobachtung des ZVD infundiert. Bleibt dabei der ZVD konstant mit gleichzeitigem Anstieg des arteriellen Druckes, kann die Herzleistungsfähigkeit als normal angesehen werden. Ein Anstieg des venösen Druckes ohne Änderung des arteriellen läßt eine kardiale Insuffizienz vorwiegend des linken Herzens erkennen.

Ist die Diagnose einer cardialen Insuffizienz gestellt, so muß bei entsprechender Anamnese auch an die Möglichkeit einer mechanischen Behinderung der Ventrikelfüllung infolge Perikardtamponade oder Kompression des Mediastinums gedacht werden. Hier kann eine Probeinfusion bei primär hohem Venendruck zu einer Erhöhung des arteriellen Druckes führen.

Rhythmusstörungen, sicher nur durch das EKG zu differenzieren, können die Kreislauffunktion ebenfalls derart beeinträchtigen, daß daraus eine Kreislaufinsuffizienz resultiert, aber erst wenn die Herzfrequenz über eine kritische Grenze (etwa 160/min) hinausgeht bzw. wie im Falle eines kompletten AV-Blocks unter 40/min abfällt.

Der Erfolg einer sinnvollen Therapie der Kreislaufinsuffizienz beim reduzierten Herzzeitvolumen, d. h. Anwendung von Kardiaka beim kardialen Schock, Beseitigung der Herztamponade und Volumenzufuhr beim hypovolämischen Schock unter weitgehendem Verzicht auf alpha-Rezeptoren stimulierende Medikamente kann besonders an der Verkleinerung der a.v. O_2-Differenz abgelesen werden. Gleichsinnig werden sich dann auch unter Anwendung einer vorsichtigen Sympathikolyse Temperatur-Quotient, Urinausscheidung und Säure-Basen-Haushalt normalisieren.

Eine arterielle Hypotension auf dem Boden eines vaskulären Versagens, wie sie im Gefolge von Sepsis, schwerer Hirnschädigung oder langdauernder Hypoxie auftreten kann, ist differentialdiagnostisch einfacher abzuklären. Hier ist das Herzzeitvolumen nicht oder nur geringgradig reduziert, was oft mit der Schwere der art. Hypotension in keinem Verhältnis steht. Die arterio-venöse Sauerstoff-Differenz weicht nur wenig von der Norm ab, der Rektal-Haut-Temperatur-Quotient ist verkleinert, Urinproduktion und Säure-Basen-Haushalt sind nicht schwerwiegend beeinträchtigt. Erst bei sehr schwerem und längerem Verlauf des septischen Schocks wird dann über eine Verminderung des venösen Rückflusses das HZV abfallen. Dann muß der Gefäßtonus durch alpha-Rezeptor-Stimulatoren normalisiert werden.

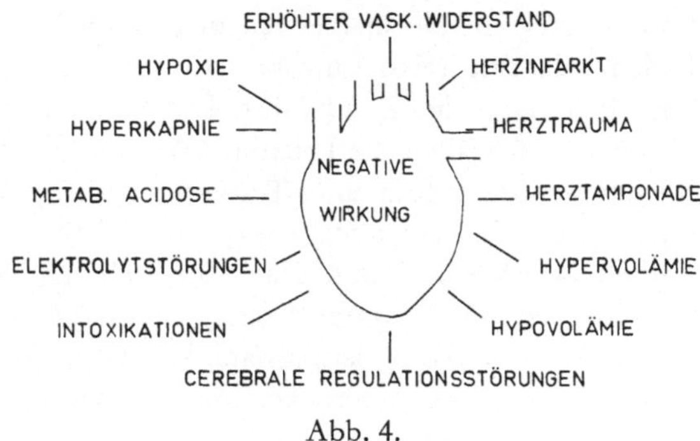

Abb. 4.

Eine ganze Reihe von pathologischen Zuständen (Abb. 4) hat aber auch direkte Rückwirkungen auf die absolute Herzleistung. Sie sind einmal mechanisch-traumatologischer Ätiologie, wie z. B. Herztrauma, Herztamponade und Hypovolämie, oder biochemisch bedingt, wie Hypoxie, Hyperkapnie und Elektrolytstörungen. Alle diese Faktoren können von einer mäßigen Beeinflussung des Herzens über ausgeprägte Arrhythmien bis zum Herzstillstand führen. Aus diesem Grunde erfordern kardiozirkulatorische Störungen in der Intensivpflege eine ganz subtile Differenzierung, weil nur eine rasche kausale Therapie diese oft lebensbedrohlichen Zustandsbilder beseitigen kann.

Zusammenfassung

Es werden klinische Untersuchungsmethoden besprochen, mit deren Hilfe es möglich ist, ein pathologisches Kreislaufverhalten differentialdiagnostisch zu erfassen. Bestimmungen des arteriellen und venösen Blutdruckes, art. und ven. pO_2, art. pCO_2 und pH, Körpertemperaturen, Hb, Ht und der Elektrolyte sowie Beobachtung von Herzrhythmus und -frequenz sind ohne großen Aufwand möglich. Die Synopsis dieser Befunde erlaubt zwischen kardialen, volumenbedingten und vom Gefäßtonus ausgelösten Kreislaufstörungen zu differenzieren.

Summary

Simple clinical methods are discussed which make it possible to investigate the etiology of disturbances in the circulatory system. Measuring and monitoring of arterial and venous blood pressure, arterial and venous pO_2, art. pCO_2 and pH, of body temperatures, pulse rate is easily performed. Synopsis of the data collected enable the diagnosis of cardiac failure, disturbances in the tonus of the peripheral vascular system and pathological alterations of blood volume respectively.

Die Therapie mit Herzglykosiden im Rahmen der Anaesthesie, Reanimation und chirurgischen Intensivbehandlung

Von **P. Rittmeyer**

Anaesthesieabteilung des Universitäts-Krankenhauses Hamburg-Eppendorf
(Direktor: Prof. Dr. K. HORATZ)

In der Zeit vom 1. 10. 1968 bis zum 31. 7. 1969 wurden auf der allgemeinen Intensivstation der Chirurgischen Universitätsklinik Hamburg 484 Patienten behandelt.

In der Zeit vom 1. X. 1968 bis zum 31. VII. 1969 wurden behandelt

<table>
<tr><td>auf der allgemeinchirurgischen
Intensivstation des UKE</td><td>auf der Intensivstation für
Herz- und Transplantationschirurgie</td></tr>
<tr><td>484 Patienten,
darunter 214 mit Herzglykosiden</td><td>262 Patienten,
darunter 232 mit Herzglykosiden</td></tr>
</table>

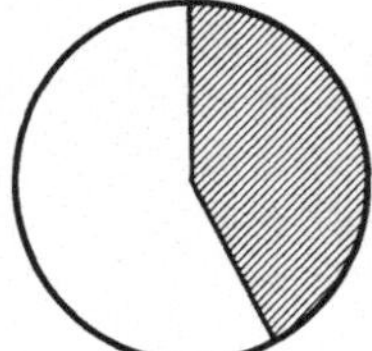
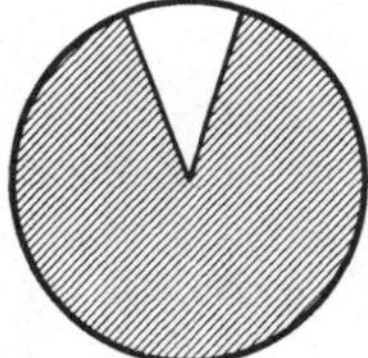

Abb. 1. Gesamtzahlen und Anteil der mit Digitalis behandelten Patienten der beiden chirurgischen Intensivstationen/UKE 1. 10. 68–31. 7. 69

Von diesen erhielten 214 (= 44%) Herzglykoside. Von den 262 Kranken, die innerhalb des gleichen Zeitraumes auf der Wachstation für Herz- und Transplantationschirurgie therapiert wurden, standen 232 (= 90%) unter einer Digitalismedikation. Während bei der Gruppe der Herzoperierten die Indikation zur Anwendung von Glykosiden in der Regel unumstritten ist, bestehen recht unterschiedliche Auffassungen über die Behandlung mit Glykosiden beim allgemein-chirurgischen Patienten, insbesondere im Zusammenhang mit der Anaesthesie. Daher wollen wir unsere Aufmerksamkeit ausschließlich diesem Kollektiv zuwenden.

Wenn wir das Krankengut nach Diagnosen bzw. nach Art des durchgeführten Eingriffs aufschlüsseln, so findet sich folgende Verteilung:

Multiple Frakturen, Schock	22
Einfache Frakturen, Schädelhirntraumen	24
Verbrennungen über 50 %	5
Intestinale Blutungen[a]	16
Intoxikationen	4
Wiederbelebungen	4
Thoraxtraumen und -operationen	22
Bauchoperationen	105
Intensivbehandlung bei Asthma und Tetanus	5
Strumen, einfache Operationen	12

[a] 5 Patienten mit intestinalen Blutungen wurden auch unter Thoraxoperierten geführt.

Die Tabelle 1 zeigt, wieviel Prozent der Patienten der einzelnen Gruppen während des Behandlungsverlaufs Zeichen der Herzinsuffizienz erkennen ließen. Als solche haben wir für die Rechtsherzinsuffizienz gewertet: Schock und Tachycardien, wenn kein Volumenmangel vorlag, Tachycardien, die also bei erhöhtem oder normalem Venendruck auftraten, oder klinische Symptome des Rückstaus im Großkreislauf. Für eine Linksinsuffizienz sprachen Tachycardie bzw. Schock und Oedem oder Präoedem der Lungen sowie röntgenologisch ausgewiesene Lungenstauung.

Tabelle 1. *Prozentuale Häufigkeit des Auftretens einer Herzinsuffizienz im Behandlungsverlauf*

	%
Multiple Frakturen, Schock	41
Einfache Frakturen, Schädelhirntraumen	29
Verbrennungen über 50 %	100
Intestinale Blutungen	94
Intoxikationen	75
Wiederbelebungen	50
Thoraxtraumen und -operationen	32
Bauchoperationen	32
Intensivbehandlung bei Asthma und Tetanus	60
Strumen, einfache Operationen	25

Bei der Beurteilung der Tabelle ist zu beachten, daß von dem Gesamtkollektiv im Mittel 29% der Patienten in der Anamnese bereits eine Herzinsuffizienz angaben.

Bei multiplen Frakturen, bei schockierten Patienten, unter Umständen auch bei einfachen Frakturen, ist eine wesentliche Ursache für eine Herzinsuffizienz in einer Fettembolie der Lungen zu suchen. Der hierdurch bedingten Druckbelastung des rechten Ventrikels ist das Herz besonders älterer Menschen ohne gezielte Therapie nicht gewachsen. Auch ein im Verlauf der Behandlung des Unfallschocks häufig unvermeidlicher Wechsel des Füllungszustands des Kreislaufs, pendelnd zwischen Hypo- und Hypervolämie, stellt das Herz vor außergewöhnliche Belastungen. Dies gilt auch in besonderem Maße für Kranke mit schweren Verbrennungen oder protrahierten intestinalen Blutungen. Darüber hinaus kann die Coronarzirkulation im Schock durch Aggregationen zellulärer Blutbestandteile gestört sein. Bei der Verbrennungskrankheit sollte frühzeitig der Gefahr der toxischen Myocarditis Rechnung getragen werden. Bei exogenen Vergiftungen, vor allem durch Barbiturate, wird eine negativ inotrope Wirkung häufig durch eine Utilisationsinsuffizienz hervorgerufen, die eine Behandlung mit Glykosiden erfordert.

Komplikationen von seiten des Herzens bei Thoraxtraumen und -operationen entstehen besonders durch Hypoxie infolge von Atelektasen oder bei Einflußstauung im Bereich der unteren Hohlvene infolge Spannungspneumothorax, im letzteren Fall dadurch, daß der Herzmuskel über einen gewissen Zeitraum gezwungen war, unökonomisch zu arbeiten.

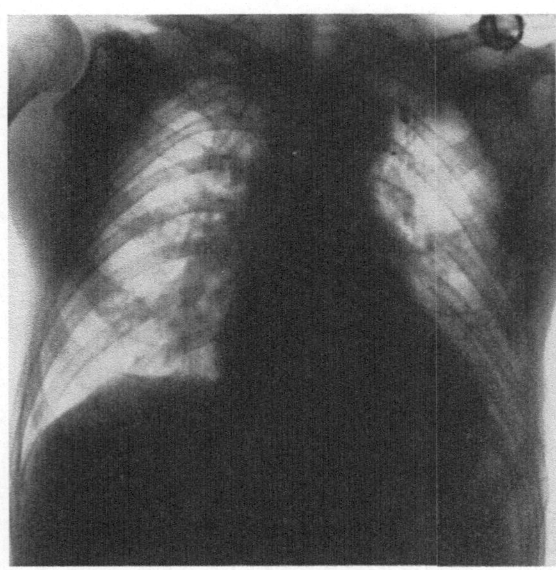

Abb. 2. H.B., 72 Jahre, multiple Verletzungen. 5 Tage nach dem Unfall. Gestaute Hili, Unterbelüftung linkes Unterfeld

Bei Bauchoperierten tritt zu der Zahl der Patienten mit präoperativ bekannter Herzinsuffizienz eine kleinere Gruppe mit lokalisierter oder generalisierter Peritonitis und toxischer Myocarditis.

Alle Kranken, die über längere Zeit intermittierend mit Überdruck beatmet werden müssen, dazu gehören auch Patienten der bereits besprochenen Gruppen, haben einen erhöhten intrapulmonalen Gefäßwiderstand und sind dadurch auch einer größeren Belastung des rechten Herzens ausgesetzt. Dies gilt natürlich besonders für das vorgeschädigte Herz des Asthmatikers, der im akuten Anfall unter Umständen beatmet werden muß. Aber auch Dauerbeatmungspatienten, wie Kranke mit Wundstarrkrampf, digitalisieren wir vom ersten Tag der Behandlung an. Patienten mit Eingriffen an der Schilddrüse und anderen wenig belastenden Operationen sind in der Regel nur bei bestehender Vorerkrankung des Herzens von seiten dieses Organs gefährdet.

Der Wert einer konsequent durchgeführten Glykosidtherapie bei unseren Intensivpatienten mag durch folgenden Verlauf veranschaulicht werden:

Ein 72jähriger Mann erlitt am 21. 1. 1969 bei einem Verkehrsunfall eine Rippenserienfraktur links und eine Beckenfraktur mit Blasenruptur. Sofort nach der Aufnahme wurde eine Behandlung mit Novodigal eingeleitet. Innerhalb der ersten 36 Std nach dem Unfall war eine Sättigung von etwa Zweidrittel des Vollwirkspiegels erreicht. Inzwischen war die Blasenruptur operativ versorgt,

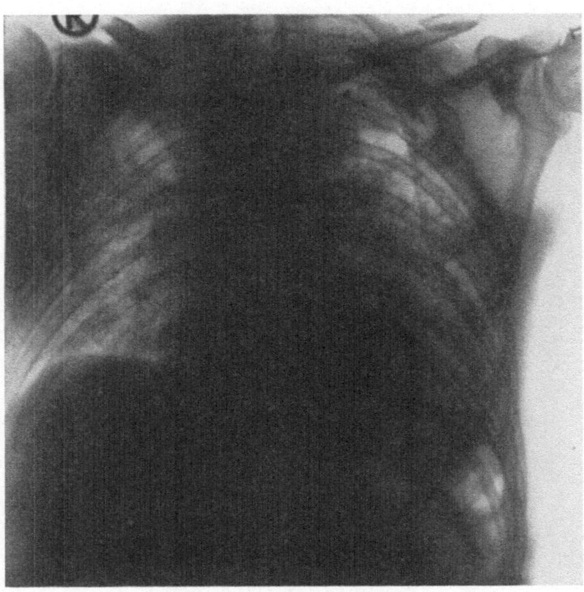

Abb. 3. Derselbe Patient wie Abb. 2. Nach Absetzen von Digitalis massive Lungenstauung

der Schock beseitigt. Die Digitalisbehandlung wurde mit 0,6 mg pro die fortgesetzt. Die Röntgenaufnahme des Thorax zeigt am fünften Tag nach dem Trauma etwas prominente Hili und eine Minderbelüftung im linken Unterfeld.

Am selben Tag erfolgte die Verlegung von der Intensivstation auf eine Bettenstation. Das Digitalispräparat wurde abgesetzt.

24 Std später mußte der Kranke mit den Zeichen einer ausgeprägten Linksherzinsuffizienz auf die Wachstation zurückgenommen werden. Unter sofortiger Wiederaufnahme der Digitalistherapie und künstlicher Beatmung konnte die Herzinsuffizienz innerhalb weniger Stunden wieder beseitigt werden, und es kam zur Genesung.

Aus dem Gesagten ergibt sich zwanglos, daß die Patienten einer Intensivstation in einem hohen Prozentsatz durch Herzinsuffizienz gefährdet und damit digitalisbedürftig sind. Wie stellen wir uns nun zu dem Problem einer sogenannten prophylaktischen Digitalisierung vor der Narkose und Operation, insbesondere bei älteren Menschen?

Nach FLECKENSTEIN führen Barbiturate und andere Drogen, die in der Anaesthesie Verwendung finden, wie oben bereits anklang, zu einer Utilisationsinsuffizienz des Herzens. BENTHE konnte zeigen, daß der dadurch bedingte Blutdruckabfall, der häufig bei der Narkoseeinleitung kaum zu umgehen ist, durch Verabreichung von Herzglykosiden abgeschwächt bzw. verhindert werden kann. Allein aufgrund dieser Tatsache kann und muß man die pränarkotische Digitalisierung aller Patienten jenseits des 50.

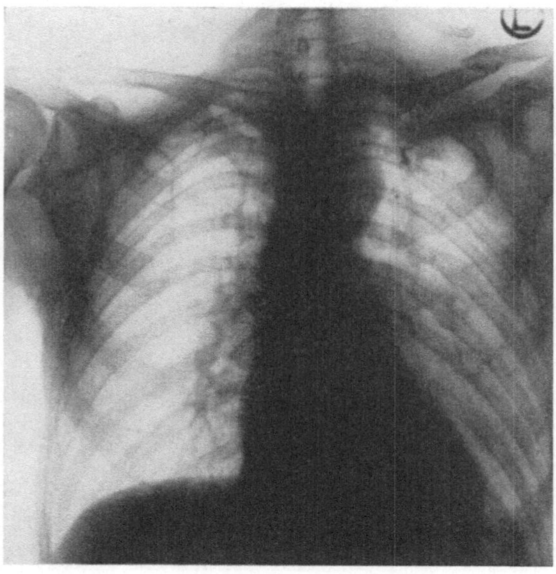

Abb. 4. Derselbe Patient wie Abb. 2 und 3. Nach Wiederaufnahme der Digitalisbehandlung und künstlicher Beatmung Rückbildung des Lungenoedems

Lebensjahres und aller jüngeren chirurgisch Kranken, die anamnestisch Hinweise auf eine Herzinsuffizienz geben, fordern. Außerdem sollte eine derartige Therapie bei allen Patienten eingeleitet werden, bei denen mit intra- oder postoperativen Komplikationen gerechnet werden kann.

Wenn wir nun abschließend noch zur Wahl des Glykosids Stellung nehmen, so muß betont werden, daß man in diesem Punkt natürlich keine generelle allgemein-verbindliche Entscheidung fällen kann. Wir erwarten auf der Intensivstation und im Operationssaal von einem Cardiacum eine gute Steuerbarkeit und einen gleichmäßigen Wirkstoffspiegel. Während die erstgenannte Forderung durch Strophanthin erfüllt ist, läßt sich ein gleichmäßiger Wirkstoffspiegel besser mit Digoxin aufrechterhalten, ohne daß man sich des Vorteils einer hohen Abklingquote begibt. Weiterhin ist zu berücksichtigen, daß in vielen Fällen eine orale präoperative Aufsättigung und eine orale Weiterführung der Glykosidtherapie wünschenswert bzw. erforderlich ist. Den Vorstellungen, die wir im Rahmen einer oralen Digitalisbehandlung mit einem mittellang wirkenden Präparat hinsichtlich der optimalen Resorptionsquote und damit der exakteren Dosierung und Steuerbarkeit an das Mittel knüpfen, wird bislang nur durch Beta-Acetyl-Digoxin Rechnung getragen. Wir sehen es als einen Vorteil an, seit geraumer Zeit die oral eingeleitete Novodigal-Behandlung auch in der Phase der intravenösen Therapie ohne Wechsel des Präparates fortsetzen zu können.

Zusammenfassung

Auf einer chirurgischen Wachstation fanden wir bei 29% der Patienten anamnestisch eine Herzinsuffizienz. Beatmungspatienten, Kranke mit Fettembolie oder Thromboembolie der Lungen sind durch eine Belastung des rechten Herzens bedroht. Bei starken Schwankungen des intravasalen Volumens, weiterhin nach temporärem Kreislaufstillstand kommt es häufig zur Linksherzinsuffizienz. Narkotische Drogen führen zur Utilisationsinsuffizienz des Herzens, der durch präoperative Behandlung mit Herzglykosiden begegnet werden kann. Wegen der guten Steuerbarkeit und der Möglichkeit zur Erhaltung eines gleichmäßigen Wirkspiegels wird Digoxin der Vorzug gegeben. Besteht Zeit zur oralen Aufsättigung, so wird Beta-Acetyl-Digoxin empfohlen.

Summary

In a surgical intensive care unit 29% of patients had a history of heart failure. Patients on artificial respiration, with fat embolism or pulmonary thromboembolism are prone to right heart failure. Large changes of intravascular volume and temporary circulatory arrest are frequently followed by left heart failure. Narcotic drugs lead to insufficiency of the heart to utilize ATP which can be counteracted by preoperative glycoside treatment. Because of good controllability and easy maintenance of an effective level digoxin is prefered. If oral saturation can be carried out beta-acetyl-digoxin is recommended.

Besondere Probleme der Intensivpflege bei Neugeborenen und Säuglingen

Von **Gertrud König-Westhues**

Anaesthesie-Abteilung (Leiterin: Dr. Gertrud König-Westhues)
der Kinderchirurgischen Klinik der Universitäts-Kinderklinik München
(Direktor: Prof. Dr. W. Ch. Hecker)

Die besonderen Fragen der Intensivpflege an Neugeborenen und Säuglingen sind in weiten Teilen identisch mit den Fragen, die dem Neonatologen gestellt sind bei Kindern, die entweder zu früh geboren sind oder eine sog. Risikogeburt hinter sich haben. Die sofortige Betreuung eines solchen Kindes vom Neonatologen oder einem pädiatrisch geschulten Anaesthesisten ist dringend erforderlich.

Alle Kinder, die zu früh oder mit einem das Leben gefährdenden Defekt geboren werden, gehören sofort auf eine Intensivstation, sei es eine paediatrische oder chirurgische. Dieses ist vom Krankheitsbild abhängig.

Die Intensivpflege beginnt bereits im Kreißsaal. Ist dort das Kind nach der initialen Behandlung (Beurteilung nach dem Schema von Apgar-Soor) in dem sogenannten freien Intervall (2–4 Std nach der Geburt), muß es auf eine Intensivstation verlegt werden. Beim Transport sind die besonderen Wärmebedürfnisse des Säuglings zu beachten (37° Kerntemperatur).

Um eine Voraussetzung für einen operativen Eingriff zu schaffen, ist die Homoiostase vitaler Prozesse notwendig. Stoffwechsel, Atmung und die Herz-Kreislaufsituation stehen im Vordergrund.

Nach dem Streß einer Geburt muß sich das Kind den extrauterinen Bedingungen anpassen, wobei die Anpassung der einzelnen Organe reifeabhängig ist.

Wenn man als Maßstab der cardiorespiratorischen Adaptation (nach Riegel) die Oxygenation des arteriellen Blutes wählt, so ist bei gesunden Ausgetragenen nach etwa 6 Std, bei „gesunden" Frühgeborenen nach etwa 24–36 Std ein Optimum erreicht. Ähnliche Verlaufsbilder lassen sich für die alveolare Ventilation und das Säure-Basen-Gleichgewicht aufstellen.

Desmond bezeichnet diese Zeit als zweite Reaktivitätsperiode, die beim reifen Kind etwa 2–3 Std, beim Frühgeborenen etwa 8–12 Std dauert. Einschneidende diagnostische und therapeutische Maßnahmen vor diesem Zeitpunkt erhöhen das Risiko erheblich. Gefährdete Neugeborene sind auf eine frühzeitige parenterale Zufuhr von Wasser und Glucose angewiesen, da die Glykogenvorräte rasch verbraucht sind, besonders bei Zuständen latenter Hypoxie. Der tägliche Erhaltungsbedarf ist gedeckt mit 100 ml/kg KG Wasser, 7,5–10 g Glucose und 250 mg Ca. Kleine Frühgeborene brauchen dazu meist Eiweiß. Defizite müssen präoperativ ausgeglichen sein. Postoperativ ist die Kalium-Gabe am 2. Tag angezeigt (Cave Oligurie).

Nach der Operation soll so bald wie möglich auf enterale Ernährung übergegangen werden, notfalls über eine Gastrostomie. Eine Anämie ist als ein gravierender Faktor der verminderten Schocktoleranz des Neugeborenen anzusehen. Vor operativen Eingriffen und natürlich danach muß ein Blutdefizit ausgeglichen werden.

Normale Elektrolytverhältnisse sind anzustreben, ein Defizit läßt sich leicht errechnen und ausgleichen. Säure-Basen-Störungen prä- und postoperativ treten schnell auf und müssen sofort korrigiert werden. Bei pH-Werten unter 7,2, gleichgültig ob sie respiratorisch oder metabolisch bedingt sind, ist die Gabe von Natrium-Bicarbonat oder Tris angezeigt. Kontrolliert wird durch die Messung mit der Mikro-Methode nach Astrup. Ist gleichzeitig ein Anstieg des pCO_2 über 60 Torr festzustellen, so sind wir für künstliche Beatmung.

Diese, assistiert oder kontrolliert, ist angezeigt bei wiederholten Apnoe-Anfällen, bei klinisch festzustellender Atemnot, bei alveolärer Hypoventilation bzw. bei Rechts-Links-Kurzschlüssen über 50% des Herzminutenvolumens, d. h. bei pCO_2-Werten über 50–60 Torr und pO_2-Werten unter 50 Torr bei reiner Sauerstoffatmung.

Bei Dauerbeatmungen lehnen wir seit Jahren die Tracheotomie bei kleinen Säuglingen ab und bevorzugen die Dauerintubation mit weichen Plastiktuben, die mit Silikon eingesprayt sind, und zwar oro-tracheal, weil bei den dünnen Tuben die Technik des Absaugens leichter ist als bei der naso-trachealen Intubation. Grundsätzlich sind jedoch beide Methoden möglich. Der Tubus kann bedenkenlos über Wochen liegenbleiben. Schädigungen der Trachea, des Kehlkopfes und der Stimmbänder haben wir nie gesehen. Ein täglicher Wechsel des Tubus ist notwendig.

Der Baby-Bird-Respirator, der Bennet, der Engström, der Spiromat usw. lassen sich mit einiger Erfahrung zur Baby-Beatmung verwenden.

Zur Beatmung empfehlen wir den uns seit $^3/_4$ Jahr zur Verfügung stehenden Neugeborenen-Assistor von Dräger. Ein unseres Erachtens ausgezeichnetes Gerät, um die als großen Mangel empfundene Lücke in der Reihe der Beatmungsgeräte zu schließen.

Ein normaler Assistor wurde so umkonstruiert, daß er einen erhöhten konstanten Anspringdruck von 30 mm H_2O hat. Das ist notwendig, um den Triggerbereich des E-Timers von 1–20 mm H_2O so ausfahren zu können, daß ein vom Kind kommender Einatemimpuls zuerst vom E-Timer erkannt wird.

Der neue E-Timer ermöglicht Sensitivitätseinstellungen ab 1 mm H_2O. Die Triggersensitivität kann verändert werden. Ein Schauzeichen ermöglicht die Kontrolle, ob der Beatmungsvorgang vom Patienten oder, bei kontrollierter Beatmung, vom Gerät kommt.

Der Totraum beträgt 2–3 cm³!

Die Atemluft wird auf 37° C erwärmt und 100% angefeuchtet.

In der Neugeborenen-Intensivstation der Chirurgischen Universitäts-Kinderklinik in München wurden im letzten Jahr 82 Säuglinge behandelt. 61 Kinder verließen die Station lebend, also 75%, 21 Kinder starben (25%).

24 Kinder wurden langzeitbeatmet, 14 davon starben an ihrer Grundkrankheit.

16 Kinder wurden mit dem Dräger-Assistor lange beatmet, 10 starben, 3 an Pneumonien oder Herzversagen und die anderen 7 an chirurgischen oder sonstigen Komplikationen.

Zwei Beispiele möchte ich Ihnen noch kurz zeigen:

Im letzten Sommer trennten wir ein Xiphopagenpaar und behandelten die Kinder postoperativ nach mit Intubation, manueller und maschineller Beatmung, und es gelang uns, nachdem das kleine Kind (1 500 g) wegen seines Herzfehlers nach 12 Tagen gestorben war, das größere (1 800 g) nach 4 Wochen dauernder Intensivbehandlung trotz Pneumonie, Sepsis und Hirnblutung am Leben zu erhalten.

Als zweiter Fall ein 2 300 g schweres Kind mit einer Zwerchfellhernie mit fast keinem Lungenparenchym auf der rechten Seite. Es wurde 3 Wochen mit dem Dräger-Assistor teils assistiert, teils kontrolliert beatmet, und die Lunge erholte sich so, daß das absolut lebensunfähige Kind in die Säuglingsstation entlassen werden konnte.

Summary

The questions concerning the intensive care of the newborn or the infant are mostly identical with those questions, with which the neonatologist is confronted. The anaesthetist and the neonatologist will, therefore, have to consolidate their efforts at the intensive-care bed of the smallest patients. The vital processes must be stabilised and corrected before any intervention can be made. A report is made on how to determine the right moment for the operations. Post-operatively, the electrolytes and acid-base relations should be checked and corrected. Information is given on the indications and administration of artificial respiration, both assisted and controlled.

Intensivbehandlung beim älteren Patienten

Von **Charlotte Lehmann**

Anaesthesieabteilung der Chirurg. Klinik und Poliklinik, Klinikum rechts der Isar
der Technischen Hochschule München

Der Begriff „älterer Patient" ist keineswegs feststehend. Während vor
etwa 10 Jahren noch das sechzigste Lebensjahr als Schwelle zum Senium
bezeichnet wurde, verlegen neuere Autoren diese Grenze auf das siebzigste.
Die Futurologen wieder berichteten während des diesjährigen Kranken-
haustages, daß die Lebenserwartungen, die jetzt bei 72 liegen, im Jahre
2000 mit etwa 100 angesetzt werden müssen.

Die Überlebenschancen älterer Menschen, die mit schweren Erkrankungen und Unfällen konfrontiert wurden, sind allerdings noch immer
verhältnismäßig niedrig und werden anhand des Materials unserer Abteilung darzustellen versucht.

Obwohl sich Zusammensetzung des Krankengutes und Schwere der
Fälle innerhalb der einzelnen Abteilungen selten vergleichen lassen, geben
diese Daten einen guten Anhalt über die Situation einer interdisziplinären,
vorwiegend operativen Intensivbehandlungseinheit.

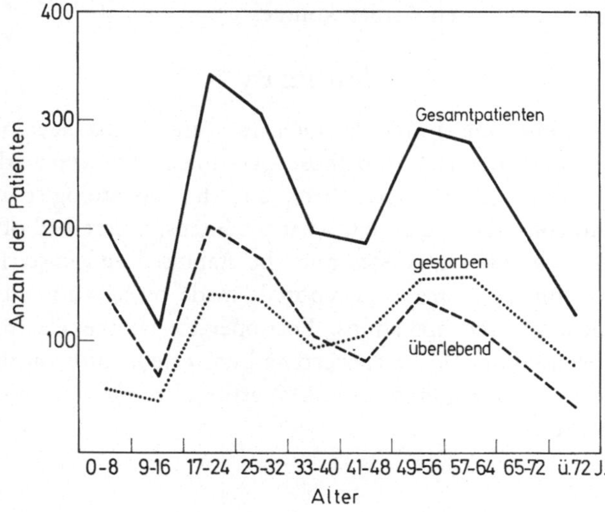

Abb. 1. Überlebensrate verschiedener Altersgruppen bei einem Krankengut
von insgesamt 2241 Intensivbehandlungsfällen

Abbildung 1 zeigt die Überlebensraten von insgesamt 2241 Fällen, die innerhalb eines Zeitraumes von 11 Jahren betreut wurden. Daß die Reduzierung der physischen Belastbarkeit und Regenerationsfähigkeit weit vor den oben genannten Altersgrenzen einsetzt, beweist die Mortalitätskurve, die schon im 38. Lebensjahr die der gebessert Entlassenen übersteigt. Diese Beobachtungen decken sich mit unseren früheren Untersuchungen zur Überlebenschance schwerer Hirnkontusionen mit comatöser Bewußtlosigkeit. Eine mehr als 10tägige Dauer dieses Zustandes überlebten letztlich lediglich Kranke bis zu 48 Jahren. Alle älteren Patienten starben noch innerhalb eines Zeitraumes bis zu 102 Tagen nach dem Unfall, ohne wesentliche Zeichen geistiger Regeneration aufgewiesen zu haben.

Die Häufung des Krankengutes in den Altersabschnitten zwischen dem 18. bis 34. und dem 50. bis 60. Lebensjahr ist vorwiegend durch schwere Unfälle mit Schädel-Hirn-Traumen bedingt und zunächst auf vermehrten Arbeitseinsatz und Unvorsichtigkeit, später auf Konzentrationsschwäche und zunehmende Unsicherheit im Straßenverkehr zurückzuführen.

Das ständige Ansteigen der prozentualen Sterblichkeit bei zunehmendem Lebensalter ist der Abbildung 2 zu entnehmen. Von den oben genannten 2241 Kranken kamen insgesamt 1163, also 51,9% ad exitum. Der vom 1. bis zum 64. Lebensjahr gegebenen Mortalitätsrate von 47,2% steht in der Altersgruppe von 65 bis zu 92 Jahren eine durchschnittliche Sterblichkeit von 60,8% gegenüber.

Für die Auswertung unseres Kollektivs an „älteren Patienten" wurde das 65. Lebensjahr, also das Pensionsalter gewählt. Die Grundkrankheiten der in 11 Jahren behandelten 327 Patienten im Alter von 65 bis zu 92 Jahren sind der Tabelle 1 zu entnehmen.

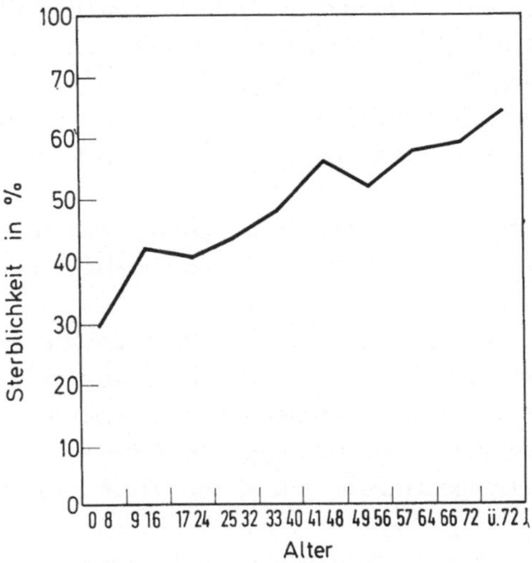

Abb. 2. Ansteigen der prozentualen Sterblichkeit bei zunehmendem Lebensalter

Tabelle 1. *Grundkrankheiten (327 Intensivbehandlungspatienten im Alter von 65 bis 92 Jahren)*

| | Pat.-Zahl | davon | | | |
| | | verlegt | | gestorben | |
		Zahl	%	Zahl	%
postoperative Komplikationen (Atem- und Kreislaufinsuffizienz, Ileus, Peritonitis, Tracheomalacie usw.)	120	71	59,2	49	40,8
Schädel-Hirn-Traumen mit Bewußtlosigkeit	103	14	13,6	89	86,4
multiple Frakturen	35	16	45,7	19	54,3
kardio-vasculäre Erkrankungen, Erkrankungen der Respirationsorgane	21	7	33,3	14	66,7
Tetanus	20	3	15,0	17	85,0
Reanimationsfälle	14	7	50,0	7	50,0
andere Erkrankungen (Diabetes, Niereninsuffizienz usw.)	14	10	71,4	4	28,6
gesamt	327	128	39,1	199	60,9

Die Gruppe der postoperativen Komplikationèn ist mit mehr als einem Drittel die umfangreichste. Die Mortalität liegt hier bei 40,8%.

Schädel-Hirn-Traumen mit Bewußtlosigkeit, deren Anzahl wegen der mit dem Alter gegebenen Straßenunsicherheit relativ hoch ist, haben mit 86,4% weit schlechtere Prognosen.

Die Sterblichkeit bei multiplen Frakturen ist deshalb so groß, weil sie in den meisten Fällen Rippenserienbrüche einschließen, deren Begleitzustände alte Menschen besonders gefährden.

Gruppe 4 umfaßt schwerste Fälle von Status asthmaticus, Lungenemphysem und cardialer Dekompensation, die apparativer Beatmung bedurften.

Unsere Tetanuskranken, die sich in diesem Lebensabschnitt ausschließlich aus vorgealterten Landwirten zusammensetzen, haben eine Mortalität von 85%.

Die Aufschlüsselung der in Tabelle 2 aufgeführten Todesursachen der 199 Verstorbenen, die in 87% der Fälle durch Autopsie geklärt wurden, zeigt, daß 58 Patienten an cerebraler Lähmung nach Contusio cerebri, 51 an Bronchopneumonie, 39 am Versagen des Herzens, 30 am hepato-renalen Syndrom, 9 an Lungenembolie und 4 im Status asthmaticus ad exitum kamen.

Diese Zahlen geben schon gewisse Hinweise auf Komplikationshäufigkeit und Erfordernisse bei der Intensivbehandlung älterer Menschen.

Tabelle 2. *Todesursachen (von 327 Intensivbehandlungspatienten im Alter von 65 bis zu 92 Jahren verstarben 199 oder 60,8 %)*

Todesursachen	Anzahl der Patienten
cerebrale Lähmung nach Contusio cerebri	58
Bronchopneumonie	51
myocardiales Versagen	39
nepato-renales Versagen	30
Lungenembolie	9
Status asthmaticus	4
Verblutung (Aneurysma, innere Verletzungen)	3
Trachealkanülenblutung	2
Erstickung, Hypoxaemie (Tracheomalazie)	2
Sepsis	1
Gesamtsumme	199

Während das leichte (gedeckte) Schädel-Hirn-Trauma durch die Erweiterung der inneren und äußeren Liquorräume und die dadurch verstärkte Puffereigenschaft eine verkürzte oder fehlende Bewußtlosigkeit aufweisen kann, bedingt die im Alter bestehende Abnahme der Elastizität der Hirnsubstanz bei heftigen Traumen erhöhte Gefahr.

Die Folgen dieser Contusio werden durch die Verminderung der Hirndurchblutung geriatrischer Patienten, die beim Arteriosklerotiker lediglich 50% des Normalen betragen kann, weitgehend verstärkt. Auch die herabgesetzte Regulationsfähigkeit der Hirndurchströmung, die in solchen Fällen schon bei einem Mitteldruck von 120 mm Hg zu Störungen führt, trägt zu hypoxischen Schäden bei.

Die Ödembereitschaft ist im Alter geringer. Ödem-Prophylaxe und -Behandlung sind wegen der Gefahr des Liquorunterdruckes mit Vorsicht durchzuführen.

Wie Tabelle 2 zeigt, nehmen die Bronchopneumonien die erste Stelle unter den durch Begleitkrankheiten ausgelösten Todesursachen ein.

Hohe Anzahl der Fälle und Schweregrad der Erkrankungen sind durch altersabhängige Veränderungen der Respirationsorgane bedingt. Wirbelsäulendeformitäten und Thoraxstarre setzen vor allem die Ausatmungsfähigkeit herab. Eine weitere Einschränkung ist – gerade bei der im Alter vorherrschenden Abdominal-Atmung – durch Adipositas und Erkrankungen der Oberbauchorgane gegeben. Als Folge wird eine Zunahme des Residualvolumens bei flacher und frequenter Atmung beobachtet.

Die pathologischen Veränderungen an der Lunge selbst, also Emphysem, Stauung und Bronchiektasen, begünstigen Atelektasenbildungen, Bronchitiden und Pneumonien. Ihre weiteren Auswirkungen bestehen in

Störungen des Säure-Basen-Gleichgewichtes und des Wasser- und Elektrolyt-Haushaltes.

Die altersabhängigen Veränderungen der Respirationsorgane bedingen umsichtigste Behandlung. Da die Schleimhäute der oberen Luftwege wegen der häufig bestehenden Exsikkose nicht mehr imstande sind, die Atemluft ausreichend zu befeuchten, ist sorgfältige Mundpflege und der regelmäßige Einsatz von Ultraschallverneblern erforderlich.

Bei der in vielen Fällen unumgänglichen Tracheotomie sollte der Befeuchtung und Erwärmung der Atemluft ebenfalls größte Bedeutung zugemessen werden.

Die täglich mehrmals durchgeführte physikalische Therapie mit Vibrationsmassage, gleichzeitigem Absaugen und einem regelmäßigen Überblähen der Lunge zur Atelektasen-Prophylaxe und -Behandlung wird durch eine in 3- bis 4-stündigen Abständen geänderte Drainagelagerung ergänzt.

Der Oberkörper älterer Menschen sollte vor allem bei starker Adipositas um 20–30° hochgelagert werden, um der Zwerchfellatmung freien Raum zu geben.

Bei den Komplikationen des Herzens und Kreislaufes spielt die normale Altersatrophie des Herzens eine untergeordnete Rolle. Dagegen führen Coronarsklerose, Wandhypertrophie bei Hypertension und Rhythmusstörungen schneller zur Hypoxie, weil die Gefäßregulation schon durch die vorhandene Arteriosklerose beeinträchtigt wird. Eine Minderdurchblutung ist nach Möglichkeit zu vermeiden.

Wegen der Gefahr einer Rechtsüberlastung sollte die Infusionstherapie beim Schock und bei großen Volumenverlusten alter Menschen nach Möglichkeit unter Kontrolle des zentralen Venendruckes durchgeführt werden. Die als Folge dieser Rechtsüberlastung beobachtete Pulsbeschleunigung, die hier nicht als Ausdruck vasomotorischer Kreislaufregulation gewertet werden darf, erfordert eine entsprechende Glykosidtherapie (Cave Urämie, Hypokaliämie).

Lytische Coctails sind um ihrer myocard-depressiven und blutdrucksenkenden Wirkung willen mit Vorsicht anzuwenden.

Die Hypoxietoleranz der Altersniere ist wegen der arteriosklerotischen Veränderungen, der oft bestehenden Amyloidose und der häufigen Störungen des Wasser- und Elektrolythaushaltes wesentlich geringer als die des jungen Menschen. Das Nierenversagen kann unter Umständen erst mehrere Tage nach einer eingetretenen Hypoxämie manifest werden.

Eine im Alter häufige Krankheit ist der Diabetes, der bei etwa 8% der von uns behandelten 327 Fälle nachgewiesen wurde.

Altersdiabetiker sind, obwohl sie oft mit geringen Insulinmengen oder lediglich durch Diät eingestellt werden können, durch die für dieses Leiden typischen Komplikationen gefährdet. Diabetische Gefäßveränderungen manifestieren sich hier vorwiegend als Makroangiopathien. Die häufig auf-

tretende diabetische Gangrän fordert sorgfältige Vermeidung von Bagatell-
verletzungen im Bereich der Füße und Zehen.

Der glucosehaltige Harn des Diabetikers begünstigt vor allem bei
liegendem Dauerkatheter die gefürchteten aufsteigenden Infekte und die
dadurch bedingte Pyelonephritis.

Erschwerend wirken die bei 80% dieser Kranken auftretende Adipositas
und die allgemeine Resistenzschwäche gegenüber Infektionen.

Trotz der im Alter verzögerten Blutgerinnung besteht erhöhte Throm-
bose- und Emboliegefahr, die in erster Linie durch die Verlangsamung
des Blutumlaufs – hauptsächlich im venösen Stromgebiet – bedingt ist.

Weitere typische Altersveränderungen sind Unterernährung, Hypopro-
teinaemie, Fermentschwäche, Verminderung des Blutvolumens, allgemeine
Exsikkose und die Hyp- beziehungsweise Anacidität des Magens, denen
durch entsprechende Therapie begegnet werden muß.

Die durch periphere Zirkulationsstörungen bedingten, gehäuft auftretenden Dekubitalgeschwüre und die bei geriatrischen Kranken fast
immer bestehende Darmträgheit fordern erhöhte pflegerische Aufmerksamkeit.

Neben diesen somatischen Störungen werden bei alten Patienten die
„reaktive Depression" mit Zügen der Verkindlichung und Verleugnung
des Schweregrades ihrer Erkrankung und das Syndrom des „akuten exogenen Reaktionstyps" mit Bewußtseinsstörungen oder Störungen der
Orientiertheit mit Apathie, Denkverlangsamung und Konzentrationsschwäche beobachtet.

Abschließend ist zu sagen, daß die relativ geringen Erfolgsaussichten
schon deshalb nicht entmutigen sollten, weil gerade die Intensivtherapie
ermöglicht, die Grenzen der Altersoperabilität und Altersnarkose weitgehend hinauszuschieben.

Zusammenfassung

Es wird über 327 Patienten in einem Alter zwischen 65 und 92 Jahren
berichtet, die in eine interdisziplinäre, operative Intensivbehandlungseinheit aufgenommen werden mußten.

Eine Gesamtübersicht über die Mortalität von 2241 Kranken aller
Altersklassen, die während des gleichen Zeitraumes behandelt wurden,
weist schon vom 38. Lebensjahr an auf das deutliche Ansteigen der Sterblichkeit hin.

Die Grundkrankheiten, die zur Aufnahme der alten Patienten zwangen
und der Häufigkeit nach aufgeführt werden, waren postoperative Komplikationen, Schädel-Hirn-Traumen, Polytraumatisationen und interne bzw.
neurologische Krankheitsbilder.

Die Mortalität der beobachteten Patienten betrug 60,8%. Sie starben (wieder der Häufigkeit nach) an cerebraler Lähmung, Bronchopneumonie, myocardialem und hepatorenalem Versagen.

Von diesen Todesursachen ausgehend werden Möglichkeiten der Intensivbehandlung dargestellt, die den letalen Ausgang abwenden können.

Summary

The author reports on 327 patients aged between 65 and 92 years who had to be admitted to an interdisciplinary surgical intensive care unit.

The survey of the mortality of 2241 patients of all age groups treated during the same period discloses a marked increase in mortality already from the 38th year of life onward.

The basic diseases which had necessitated the admission of old patients and which are listed according to their frequency were: post-operative complications, cranio-cerebral traumata, polytraumatisations and internal or neurological illnesses.

The mortality of the patients observed amounted to 60.8%. They died (again according to frequency) of cerebral paralysis, broncho-pneumonia, myocardial and hepato-renal failure.

Considering these causes of death, possibilities of intensive treatment are described which may be able to prevent the fatal ending.

Literatur

BAUMGARTNER, W.: Erfolge u. Grenzen der Alterschirurgie. Med. Klin. **52**, 623 (1957).

BECKER, TH.: Altersforschung und Chirurgie. Z. Altersforsch. **21**, 2, 93 (1968).

BRANDT, G., KUNZ, H., NISSEN, R.: Intra- und postoperative Zwischenfälle. Stuttgart, Georg Thieme 1967.

BUTENANDT, A.: Altern und Tod als biochemisches Problem. Dtsch. med. Wschr. **84**, 297 (1959).

FREYBERGER, H., HAAN, D., et al.: Psychosomatische Aufgabenbereiche auf Intensivbehandlungsstationen. Internist **10**, 5 (1969).

FRY, H. J.: Mortality in emergency surgical admissions after the age of 70 years Brit. J. Surg. **51**, 11, 837 (1964).

GEISER, B.: Infektionen im Alter. Z. Geront. II, 2 (1969).

GIEBEL, M. G.: Die Frakturen im Greisenalter. Mschr. Unfallheilk. **61**, 161 (1958).

GOTTSTEIN, U.: Physiologie und Pathophysiologie des Hirnkreislaufs. Med. Welt 715 (1965).

HALMÁGYI, M., et al.: Intensivtherapie der akuten respiratorischen Insuffizienz. Internist **10**, 5 (1969).

HEGEMANN, G.: Greisenchirurgie. Med. Klin. **52**, 620 (1957).

HOFFMANN, V.: Der postoperative Verlauf nach Eingriffen an inneren Organen bei 70jährigen. Langenbecks Arch. klin. Chir. **287**, 132 (1957).

HOYER, S., WAWERSIK, J.: Untersuchungen der Hirndurchblutung und des Hirn-stoffwechsels beim Dezerebrationssyndrom. Langenbecks Arch. klin. Chir. **322**, 602 (1968).

KAISER, H.: Schlafstörungen im Alter und ihre Behandlung. Stuttgart: Georg Thieme 1966.

LAWIN, P.: Praxis der Intensivbehandlung. Stuttgart: Georg Thieme 1969.

LEHMANN, CH.: Spätergebnisse nach schweren Schädelverletzungen mit lang-dauernder Bewußtlosigkeit. In: Probleme der Intensivbehandlung. Hrsg.: HORATZ, K., und FREY, R. Berlin-Heidelberg-New York: Springer 1966.

— Die Behandlung des bewußtlosen Schädel-Hirn-Verletzten. In: Neuro-Traumatologie mit Einschluß der Grenzgebiete. Von KESSEL, F. K., GUTT-MANN, L., MAURER, G. München: Urban & Schwarzenberg 1969.

LIESCHKE, H. J., SCHNEIDER, D.: Die Altershypoproteinämie am klinischen Krankengut. Z. Altersforsch. 1967.

LINDENSCHMIDT, TH. O.: Pathophysiologische Grundlagen der Chirurgie. Stutt-gart: Georg Thieme 1958.

— Handbuch der praktischen Geriatrie Bd. III. Stuttgart: Enke 1967.

MEHNERT, H.: Probleme der Zuckerkrankheit im Alter. Z. Geront. I, 2, 85 (1968).

NAEGELI, TH.: Allgemeine chirurgische Probleme des Alters. Verh. dtsch. orthop. Ges. **91**, 108 (1959).

NISSEN, R.: Günstiges und Ungünstiges aus der Alterschirurgie. Z. Alters-forsch. **14**, 301 (1960).

— Chirurgie des alternden Menschen. Internist **3**, 151 (1962).

— Neue Ergebnisse der Altersforschung. Langenbecks Arch. klin. Chir. **299**, 244 (1962).

— Chirurgie im Alter. Schweiz. med. Wschr. **92**, 1470 (1962).

NOELLE, H.: Enterale und parenterale Ernährung. Internist **10**, 5 (1969).

NOLTE, J.: Die Tracheotomie in der Neurochirurgie. Inaug. Diss., Gießen 1965.

PIA, W.: Altersprobleme in der Alterschirurgie. A. neurochir. (Wien) **5**, 538 (1957).

PICHLMAYR, I.: Besonderheiten der Anästhesie beim alten Patienten. Z. Geront. I, 6, 376 (1967).

REDONDO, J. A., LAUSBERG, G.: Das Schädel-Hirn-Trauma im höheren Lebens-alter. Zbl. Neurochir. **28**, 181 (1967).

SCHETTLER, G.: Neue Ergebnisse der Altersforschung. Langenbecks Arch. klin. Chir. **287**, 103 (1957).

— Neue Ergebnisse der Altersforschung unter besonderer Berücksichtigung der Arteriosklerose. Langenbecks Arch. klin. Chir. **287**, 121 (1957).

— Arteriosklerose, Aetiologie, Pathologie, Klinik und Therapie. Stuttgart: Georg Thieme 1961.

— Alterskrankheiten. Stuttgart: Georg Thieme 1969.

STEINBRÜCK, G.: Einige Hinweise zur Intensivbehandlung endogener Vergif-tungen. Internist **10**, 5 (1969).

TAUBERT, G.: Alterschirurgische Probleme beim Magen-Ca. Z. Altersforsch. **19**, 2, 127 (1966).

THIELICKE, B.: Ethische Fragen der modernen Medizin. Langenbecks Arch. klin. Chir. **321**, 1 (1968).

WENZL, M.: Lungenresektion im hohen Alter. Klin. Med. (Wien) **10**, 531 (1955).

WIEMERS, K., KERN, E., GÜNTHER, M., BURCHARDI, H.: Postoperative Früh-komplikationen. Stuttgart: Georg Thieme 1969.

— Probleme und Definition des klinischen Todes. Internist **10**, 5 (1969).

ZUKSCHWERDT, L.: Chirurgie im Greisenalter. Schriftenreihe d. bayer. Landes-ärztekammer III, 1963.

Postoperative Komplikationen bei cyanotischen Herzfehlern im frühen Kindesalter nach Anlage eines aortopulmonalen Shunts

Von **D. Kettler, H. Sonntag** und **P. G. Kirchhoff**

Institut für klinische Anaesthesie (Direktor: Prof. Dr. J. Stoffregen) und Klinik für Thorax-, Herz- und Gefäßchirurgie (Direktor: Prof. Dr. J. Koncz) der Universität Göttingen

Während die Blalock-Taussig Anastomose die Vermehrung der Lungendurchblutung bei cyanotischen Herzfehlern durch eine Gefäßverbindung zwischen A. subclavia und A. pulmonalis erreicht, haben die Anastomosen nach Potts und Waterston-Cooley einen Shunt zwischen Aorta und Pulmonalis zum Ziel. Die letzteren beiden Operationsmethoden haben den Vorzug, daß die Größe der Anastomose nicht anatomischen Verhältnissen und topographischen Beziehungen unterliegt. Nach Anlage der Anastomose wird die Lungendurchblutung schlagartig verbessert und das Blut besser oxygeniert. Die allmähliche Abnahme der sekundären Polyglobulie führt zur Abnahme des Hämatokrits, dadurch wird eine Abnahme der erhöhten Viskosität des Blutes erreicht. Insgesamt werden Atmung und Herz-Kreislauffunktion ökonomisiert.

Postoperative Störungen nach der Blalock-Taussig Operation sind selten. Häufiger treten Komplikationen bei den Kindern auf, die nach der Methode von Potts bzw. Waterston-Cooley operiert wurden. Die Waterston-Cooley Anastomose hat in der letzten Zeit in zunehmendem Maße Eingang in die Klinik gefunden, da sie gegenüber der Potts'schen Anastomose die spätere Totalkorrektur erleichtert. Wir haben seit 1957 bei Säuglingen und Kleinkindern diesen Shunt in allen denjenigen Fällen bevorzugt, bei denen einmal die Blalock-Taussig Anastomose technisch nicht möglich war, zum anderen ein Notfalleingriff ohne eingehende Diagnostik erforderlich wurde. In der kurzfristigen Anamnese fanden sich hypoxämische Anfälle mit cerebraler Hypoxie, Ateminsuffizienz und cerebralen Thrombosen. Die oft nur wenige Monate alten Kinder befanden sich in stark reduziertem Zustand.

Die Anastomose nach Waterston-Cooley ist technisch leicht durchführbar und dauert in der Regel nicht länger als 1 Std. Die Gefäßverbindung wird intraperikardial zwischen Aorta ascendens und rechter A. pulmonalis angelegt. Nach Beendigung der Anastomosierung wurde in einigen Fällen eine Catgut-Drossel um die Gefäßverbindung gelegt, deren Enden durch die Thorakotomie nach außen geführt wurden. In der frühen postoperativen Phase konnte jederzeit der Shunt auf diese Weise gedrosselt werden. Der Faden wurde später von seinen äußeren Enden getrennt und intrathorakal belassen.

In unserem Krankengut sind die Fälle mit Anlage einer aortopulmonalen Anastomose wie folgt aufgeschlüsselt (Tabelle 1):

Tabelle 1. *Übersicht der Fälle mit Anlage eines aorto-dextropulmonalen Shunts*

Diagnose	Zahl	überlebend	verstorben
Fallotsche Tetralogie	50	43	7
Truncus arteriosus	2	1	1
Double outlet	1	1	0
Laevocardie mit Transposition der großen Gefäße und Pulmonalstenose	2	2	0
Dextrocardie mit Transposition der großen Gefäße	2	0	2
Insgesamt:	57	47	10

Intraoperative Gefahren, die zu postoperativen Komplikationen führen können:

1. Zu starke Teilokklusion der Aorta mit cerebraler und renaler Ischämie.

2. Hypoxämie durch Okklusion der rechten A. pulmonalis und Aufhebung der Durchblutung der rechten Lunge.

3. Überinfusion bzw. -transfusion, die zum Herzversagen und Lungenödem führen können. Cave Bluttransfusion bei geringen Blutverlusten!

4. Nach Thorakotomie und Eröffnung des Perikards haben wir bei Kleinkindern häufig Bradykardie und Blutdruckabfall beobachtet, die sich durch Atropin und intrakardiale Isoprenalininjektion beheben ließen.

Von 57 Kindern haben 47 die Operation überlebt. Allgemeinzustand, Gewichtszunahme, Lungendurchblutung und Entwicklung des linken Ventrikels besserten sich nach Anlage des Shunts in den meisten Fällen. Die Kinder erreichen meist in gutem Zustand das Stadium, in dem eine Totalkorrektur möglich ist. 10 Kinder sind während oder kurz nach der Operation gestorben (Tab. 2).

Tabelle 2. *Todesursachen nach Anlage eines aorto-dextropulmonalen Shunts*

Zahl	Intraoperatives Herz-Kreislaufversagen	Postoperatives Herz-Kreislaufversagen	Respiratorische Insuffizienz	Cerebrale Thrombose
10	2	4 (3× Lungenödem)	3	1

Todesursachen und Komplikationen

Bei 2 Kindern kam es nach Anlage der teilokkludierenden Klemmen während der Operation zum Herz-Kreislaufversagen. Beide Kinder waren Risikopatienten: 1. Kind, Diagnose: Dextrokardie bei Situs solitus und Transposition der großen Gefäße; 2. Kind, Diagnose: Fallot IV mit Truncus arteriosus, beide Aa. pulmonales entsprangen aus der Aorta.

In den restlichen Fällen kam es bei 4 Kindern zu postoperativem Herz-Kreislaufversagen, meistens einhergehend mit Ausbildung eines Lungenödems. 3 Kinder starben an respiratorischer Insuffizienz. Ein kleiner Patient starb unter den Zeichen einer Lungenembolie mit Lungenödem sowie gleichzeitiger Thrombose der Sinus sagittalis und confluens. Als weitere postoperative Komplikationen wurden Unruhezustände, Herzrhythmusstörungen, tracheobronchiale und gastrointestinale Infektionen beobachtet.

Pathophysiologie der postoperativen Komplikationen

1. Herz-Kreislaufversagen

Der Anschluß der rechten A. pulmonalis an die Aorta führt zur Druckerhöhung in der Lungenstrombahn. Im Sinne eines iatrogenen Ductus Botalli wird ein variierendes Blutvolumen zusätzlich vom großen in den kleinen Kreislauf bewegt. Die Größe des Shuntvolumens hängt vom Herzzeitvolumen und der Anastomosengröße (Durchmesser in der Regel bis 5 mm) ab. Bei zu großem Shunt oder auch bei stark hypoplastischem linken Ventrikel kann es zu einer Volumenüberlastung des ohnehin bei Fallot-Kindern unterentwickelten linken Ventrikels kommen. Linksherzversagen und Lungenödem führen dann häufig in kurzer Zeit zum Exitus. Ein als Folge der Shuntoperation erhöhter hydrodynamischer Druck in den Lungenkapillaren, der den kolloidosmotischen Druck übersteigt, kann ebenfalls durch Abpressen von Flüssigkeit in die Alveolen zum Lungenödem führen. Dabei begünstigt eine metabolische Acidose, die man regelmäßig bei cyanotischen Herzfehlern findet, nach Schöber u. Mitarb. durch Widerstandserhöhung im kleinen Kreislauf einen Anstieg des hydrodynamischen Drucks.

Von ALBERS und NADAS wurde nach Anlage einer Waterston-Cooley Anastomose ein lokalisiertes, unilaterales Lungenödem beschrieben.

2. Respiratorische Insuffizienz

Mögliche Ursachen für eine respiratorische Insuffizienz:

Pulmonale Ursachen: Bronchopulmonale Infektionen, Pneumothorax, Atelektasen

Cardiale Ursachen: Linksinsuffizienz mit Lungenödem, Lungenstauung

Zentrale Ursachen: Intraoperative Hypoxie und cerebrale Thrombose mit zentraler Atemlähmung.

Die Compliance bei Kindern mit cyanotischen Herzfehlern ist eingeschränkt und begünstigt dadurch die Dekompensation der Atmung. Unabhängig von der Ursache findet sich bei beginnender Ateminsuffizienz eine Tachypnoe als Ausdruck eines Kompensationsversuches. Eine Hyperventilation kann auch bei metabolischer Acidose kompensatorisch bedingt sein. Sie ist immer mit erhöhter Atemarbeit verbunden und verschlechtert durch steigenden O_2-Verbrauch (statt normalerweise 2% kann der O_2-Verbrauch für die Atemarbeit bis auf über 50% des Gesamt-O_2-Verbrauchs steigen) die Sauerstoffbilanz. Das Verhältnis von Totraumventilation zu alveolärer Ventilation ist bei Tachypnoe sehr ungünstig und führt zu weiterer Hypoxämie und Acidose. Diese wiederum wirkt sich negativ auf die Herzarbeit aus. Es handelt sich also um einen Circulus vitiosus, der nur durch kontrollierte Beatmung durchbrochen werden kann.

3. Cerebrale Thrombose

Die bei cyanotischen Herzfehlern häufig auftretenden cerebralen Thrombosen lassen sich durch die Polyglobulie und die dadurch bedingte erhöhte Viskosität des Blutes erklären. Andererseits besteht eine dazu kontroverse Blutungsbereitschaft (Thrombocytopenie und Hypofibrinogenämie).

Erkennung und Behandlung
postoperativer Komplikationen
nach Anlage eines aorto-dextropulmonalen Shunts

Allgemeine postoperative Überwachung und Maßnahmen:

Alle operierten Kinder wurden für mindestens 3 Tage auf einer speziell eingerichteten Wachstation beobachtet. Nur Herzfrequenz und EKG wurden durch einen Monitor überwacht. Die Kontrolle von Blutdruck, Atemfrequenz und Amplitude, Temperatur, Urinausscheidung, Motilität sowie die kontinuierliche Auskultation der Lungen wird von ausgebildeten Schwestern übernommen. Die personelle Überwachung kann bei Kleinkindern nicht durch Überwachungsanlagen ersetzt werden. Allgemeine

Standardtherapie: Die bei cyanotischen Kindern häufige Hypermotilität und Unruhe wird durch Valium oder Chloralhydrat behandelt. Diese Maßnahme ist wegen der eingeschränkten O_2-Reserve der Kinder wichtig. Ein Temperaturdefizit wird mittels Heizkissen oder Wärmedecke ausgeglichen. Eine bei Fallot-Kindern fast immer durch die Astrup-Mikromethode diagnostizierbare metabolische Acidose muß umgehend durch Gaben von Tris-Puffer oder Natrium-Bikarbonat (nur bei suffizienter Atmung, cave Hypernatriämie in Verbindung mit anderen Infusionslösungen!) behoben werden. [Die Dosierung der Puffersubstanzen richtet sich nach dem Base Excess (z. B. mval $NaHCO_3 = BE \cdot 0{,}3 \cdot kg\ KG)$]. Bei allen Kindern wird während der Narkose eine Magensonde gelegt. So ist eine eventuelle Entlastung des Magens bei Meteorismus oder Atonie, die die Atmung beeinträchtigen können, möglich. Durch die Sonde wird außerdem ein Teil der postoperativ notwendigen Flüssigkeit zugeführt. Als Standard-Infusionslösung verwenden wir folgende Zubereitung:

175 ml Aminofusin
 25 ml Humanalbumin
300 ml 5%ige Glucose
____
500 ml Infusionslösung
Dosierung: 100 ml/kg KG pro 24 Std.

Um eine akute Volumenüberlastung zu vermeiden, erhalten Kinder mit vermutlich stark hypoplastischem linken Ventrikel nur 50 ml/kg KG als Infusion, die restliche Flüssigkeitsmenge wird in Abständen als gesüßter Tee via Magensonde zugeführt. Bei Fallot-Kindern findet man häufig eine erhöhte Blutungsbereitschaft. Exakte Kontrolle des postoperativen Blutverlustes ist für die Indikationsstellung zur Bluttransfusion notwendig. Minimale Blutverluste sollten jedoch durch Infusion ausgeglichen werden, da schon eine geringe Übertransfusion die Gefahr des akuten Lungenödems mit sich bringt.

Grundsätzlich werden alle Kinder mit Digoxin oder Lanatosid C digitalisiert.

Spezielle Komplikationen und ihre Behandlung

1. Herzinsuffizienz

Blutdruck und Herzfrequenz sind ausreichende Parameter zur Überwachung der Herz-Kreislauffunktion der kleinen Patienten. Insbesondere beobachten wir bei allen Kindern mit beginnender Linksinsuffizienz ein kontinuierliches Ansteigen der Herzfrequenz kombiniert mit Arrhythmien verschiedenen Typs. Ein Absinken des Blutdrucks durch Vasodilatation bei Kindern mit Rechts-Links-Shunt ist unbedingt zu vermeiden, da dadurch der Shunt weiter verstärkt wird. Besteht der Verdacht auf eine zunehmende Insuffizienz des linken Ventrikels und Lungenödem, kann die intraoperativ um den Shunt gelegte und durch den Thorax nach außen geführte Catgut-Drossel leicht angezogen werden. Das aortopulmonale Shuntvolumen wird so reduziert. Als sehr wertvoll hat sich die Therapie der Volumenüberlastung mit Isoproterenol erwiesen (positiv inotroper Effekt, pulmonaler Gefäßwiderstand erniedrigt).

Übersicht der Maßnahmen bei Linksversagen und Lungenödem:

a) Automatische IPP-Beatmung („respiratorische Shunt-Drossel").
b) Digitalisierung und Isuprel.
c) Anziehen der Catgut-Shuntdrossel.
d) Diuretische Behandlung (Lasix).
e) Absetzen aller Transfusionen und Infusionen.

2. Respiratorische Insuffizienz

In der Regel werden die Kinder am Ende der Operation extubiert und atmen im Oxidom spontan. Wichtig ist die ausreichende Befeuchtung des Atemgases. Auch hohe inspiratorische O_2-Konzentrationen führen bei Kindern mit Rechts-Links-Shunt gewöhnlich nicht zur Sauerstoffintoxikation, da dafür ausschließlich stark erhöhte O_2-Partialdrucke im Blut verantwortlich sind, die selten erreicht werden. Tatsächlich wird selbst durch reine Sauerstoffbeatmung bei Shunt-Kindern die Hypoxämie nicht vollständig behoben, so daß die Frage der hyperbaren Oxygenation in diesen Fällen diskutiert worden ist. Die Methode hat sich jedoch aus verschiedenen Gründen nicht als Routinemaßnahme durchgesetzt. Beobachtung der Atemfrequenz, Atemamplitude sowie Kontrolle der Blutgase lassen eine respiratorische Insuffizienz rechtzeitig erkennen. Hyperkapnie, Hypoxämie, Tachypnoe, forcierte Einziehung des Sternums und Inanspruchnahme der Atemhilfsmuskulatur sowie feuchte Rasselgeräusche in Verbindung mit einer entsprechenden Lungenübersichtsaufnahme sind absolute Indikationen zur Intubation und Beatmung. Wir bevorzugen die nasale Intubation mit Portex-Tuben, die auch über längere Zeit ausgezeichnete Tracheaverträglichkeit zeigen. Auf ein ausreichendes Tubusleck bei IPPB ist zu achten. Bei 12 Kindern von insgesamt 57 Fällen war postoperativ eine Beatmung notwendig, davon wurden nur 2 Kinder tracheotomiert. Als Beatmungsform wählen wir die kontrollierte Beatmung entweder mit einem Bird-Respirator (Infant J Circle) oder dem Loosco-Infant-Respirator. Falls notwendig, werden die Kinder mit Valium gedämpft und mit Imbretil relaxiert. Gegenüber der früher üblichen hohen Beatmungsfrequenz ventilieren wir die Kinder heute mit 16–18 Zyklen pro Minute. Von mehreren Autoren ist bei Beatmung von Kindern mit Rechts-Links-Shunt mit IPPB trotz hoher inspiratorischer O_2-Konzentration eine Zunahme der Hypoxämie beschrieben worden, die als Folge des erhöhten intrathorakalen und intrapulmonalen Mitteldrucks mit weiterer Drosselung des pulmonalen Blutstroms und Zunahme des Rechts-Links-Shunt gedeutet wurde. Eine zusätzliche negative Phase im Beatmungszyklus ist also einer reinen Überdruckbeatmung vorzuziehen. Bei Ausbildung eines Lungenödems muß man allerdings den Nachteil einer Überdruckbeatmung in Kauf nehmen. Atemanaleptica haben in der modernen Therapie des Atemversagens nach Shuntoperationen keinen Platz.

Zusammenfassung

Die Palliativoperation nach Waterston-Cooley führt durch Anlage einer intraperikardialen Anastomose zwischen Aorta und rechter Pulmonalarterie bei Kleinkindern mit cyanotischen Herzfehlern zu einer Verbesserung der Lungendurchblutung. Als Folge einer starken Zunahme der Lungendurchblutung kann es postoperativ zu einer Volumenüberlastung der Lungenstrombahn und des bei diesen Kindern immer hypoplastischen linken Ventrikels kommen. Lungenödem und Linksherzversagen sind deshalb die häufigsten Komplikationen nach einer aortopulmonalen Shuntoperation. Pathophysiologie, Diagnosestellung und Therapie der Komplikationen werden besprochen.

Summary

Intrapericardial aorta-right pulmonary artery anastomosis is a palliative surgical procedure performed on babies suffering from cyanotic congenital heart disease. As a result of the shunt operation the increased pulmonary blood flow can lead to pulmonary edema and left heart failure postoperatively. Pathophysiology, diagnostic problems and treatment of complications following Waterston-Cooley operation are discussed.

Literatur

Albers, W. H., Nadas, A. S.: Unilateral chronic pulmonary edema and pleural effusion after systemic-pulmonary artery shunts for cyanotic congenital heart disease. Amer. J. Cardiol. **19**, 861 (1967).

Cooley, D. A., Hallmann, G. L.: Surgical treatment of congenital heart dis. Lea and Febiger Philadelphia: (1966)

— — Intrapericardial aortic right pulmonary arterial anastomosis. Surg. Gynec. Obstet **122**, 1084 (1966).

Hoffmeister, H. E., Kirchhoff, P. G.: Waterston-Cooley-Operation bei Fallot'scher Erkrankung im Säuglings- und Kleinkindesalter. Monatsschrift für Kinderheilkunde, Bd. **117**, Heft 4, 173–174 (1969).

SCHÖBER, J. G., TYMPNER, D., MÜHLMEYER, K.: Der Säure-Basen-Haushalt bei angeborenen, cyanotischen Herzvitien und seine Bedeutung für die prä- und postoperative Behandlung. Klin. Wschr. **45**, 6, 282–288 (1967).

STRONG, M. J., KEATS, A. S., COOLEY, D. A.: Anesthesia for cardiovascular surgery in infancy Anesthesiology. **27**, Nr. 3, 257–265 (1966).

SOMMERVILLE, J., YACOUB, M., ROSS, D. N., ROSS, K.: Aorta to right pulmonary artery anastomosis (Waterston's Operation) for cyanotic heart disease. Circulation **39**, 593–602 (1969).

WENNER, J.: Differentialdiagnose und Therapie der Atemstörungen im frühen Kindesalter. Nieders. Ärzteblatt **7**, 252–257 (1969).

THUNG, N., HERZOG, P., CHRISTLIEB, I. I., THOMPSON, W. M., DAMMANN, J. F.: The cost of respiratory effort in postoperative cardiac patients. Circulation **28**, 552–559 (1968).

On some Problems of Intensive Therapy in Patients with Acute Renal Failure

Von **I. Curelaru, A. M. Soroceanu,** and **D. Tulbure**

Anaesthesia-Resuscitation Department
of the Bucharest Emergency Hospital, Bucharest/Romania

It is probable that in the whole of pathology there is no other syndrome which affects to such an extent all the functions and metabolisms of the organism, as acute renal failure. Therefore, care of the patients with this syndrome implies complex knowledge and the participation of a great number of specialists, among which the anaesthesiologist-reanimator. This explains the interest shown by several anaesthetists for the questions of resuscitation raised by acute renal failure (NICOLAS, F., 1963; PALLENI, R., TARENZI, L., 1966; PABE, G.M., 1966; SPENCER, T.G., 1968).

We have already analized our clinical material statistically (FILIPESCU, Z., CURELARU, I., STANCIU, ST., 1966). In the present paper we propose to discuss and illustrate several of the more important problems of the functional reequilibration of patients with acute renal failure in the light of the advance in our clinical experience. The indications and technical problems of the extrarenal dialysis methods or other aspects in the reequilibration of the excretory function will not be discussed, neither will the therapeutical particularities of metabolic imbalances.

I. Neuropsychical Reequilibration

1. Among the most severe neuropsychical disorders are *convulsions* which generate hypoxia, hypercapnia, metabolic acidosis, hyperthermia, cerebral oedema, coma and even death by decortication. The presence of convulsions requires the immediate administration of short-acting barbiturates (ALWALL, N., 1963). When these prove insufficient, the following proceedings become necessary: curarization, tracheal intubation (or tracheostomy), mechanical ventilation and therapeutical measures for the control of cerebral oedema (cephalic or general hypothermia, mechanical hyperventilation, dehydration therapy). Frequent dialysis with hypertonic baths (GUTMAN, R.A., et al., 1967) and ultrafiltration may prevent convulsions, but not in all cases.

2. *Polyneuritis* necessitates an adequate medication and diet, in which proteins must also be included.

3. *Psychical disturbances* (agitation, logorrhea, personality disorders and even autophagia) necessitate sedation with substances with a very low toxicity (narcotic steroid, Laborit M_1 lithic mixture).

4. *Sensory disturbances. Vestibular and otic dysfunctions* are caused by the administration of ototoxic antibiotics (especially Kanamycin and Neomycin), even in minimal doses. Definitive deafness has been encountered by us even after 2 g Kanamycin. Polybren, used for the neutralization of heparin, may likewise produce deafness (BEAUNEY, G. P. E., 1964).

The *"red eyes of uremic patients"*, caused by conjunctival metastatic calcifications, have been described (BERLYNE, G. M., SHAW, A. B., 1967). Their presence is indicative of a very severe prognosis and necessitates the administration of aluminium hydroxide in doses of 70–150 mg/kg body weight/24 h.

II. Reequilibration of the Cardiovascular Function

Reequilibration of the cardiovascular function raises three main problems: the correction of severe bradycardia caused by hyperpotassemia; the treatment of toxicoseptic shock; the treatment of phlebitis.

1. Severe bradycardia caused by hyperpotassemia may result in rapid death, when adequate measures are not applied. *At serum potassemia values of about 7 mEq/l the administration of potassium cation exchange resins cannot prevent death from cardiac and/or respiratory arrest within the next few hours.* This may also be accounted for by the potassium exchange that takes place in the colon: the resin administered orally would take approximately 12 h to reach the colon. Hence, in such cases, the best method to prevent fatal accidents is *immediate extrarenal dialysis* (hemodialysis or peritoneal dialysis). As peritoneal dialysis can be started within 2–3 min, in the very severe cases it is recommended to begin by this method and eventually to continue with hemodialysis. In very severe bradycardia these measures can be preceded or associated with *cardiac electrostimulation.*

2. The treatment of toxicoseptic shock. Toxicoseptic shock is frequently encountered, especially in postabortum and posttraumatic acute renal failure. Thrombocytopenia (around 30000 to 40000 platelets/mm³), associated with other bleeding discorders specific of uremia, may produce *intradermic hemorrhages, especially of the face or nose*, which take on the aspect of necroses (Fig. 1). In other cases *peripheral ischemia syndromes of the Raynaud type*, described by LARCAN, A. *et al.* in 1964 or *symetrical trophic disturbances of the extremities* can be observed. The presence of these signs points to a very severe prognosis. In the initial forms spectacular results may sometimes be obtained by associating to the complex antishock treatment an intravenous

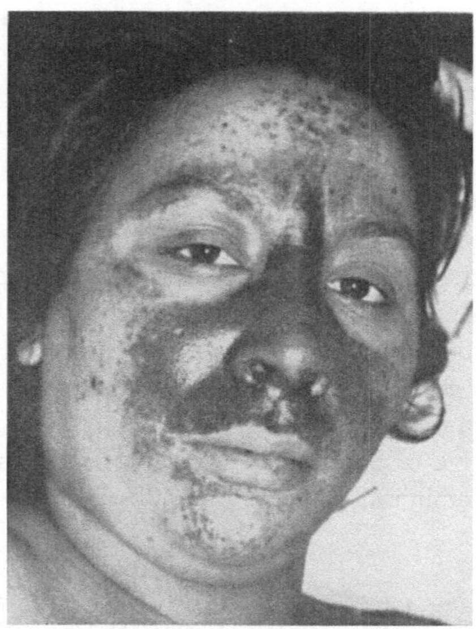

Fig. 1. Patient with toxicoseptic shock and intradermal hemorrhages of the
face and nose taking on the aspect of necrosis

injection of 1 mg Dibenzyline/kg body weight in 250 ml of a 5 % glucose
solution, perfused in the course of one hour (a single dose in 24 h). Correct
shock treatment in patients with acute renal failure necessitates hemodyna-
mic studies and repeated blood volume determinations.

Early eschares and late palmar desquamation in flaps may be seen in
patients with acute renal failure and toxicoseptic syndrome.

3. Treatment of phlebitis. The necessity of prolonged perfusions and
repeated cannulation for hemodialysis in these patients frequently results
in phlebitis and the patients live a veritable "drama of the veins". There are
no particularities in the treatment.

III. Reequilibration of the Respiratory Function

The patients with acute renal failure frequently manifest acute respiratory insufficiency, produced by varied mechanisms.

Obstructive respiratory insufficiency caused by oedema of the glottis and
sanguineous crusts, necessitates tracheostomy, tracheal washing and aspiration, aerosols with mucolytic substances (Superinon). The treatment
implies particular attention since the crusts form again rapidly and may
obstruct the tracheostomy cannula.

Restrictive respiratory failure is caused as a rule by a pleural effusion
(hydro- or pyothorax), which may develop within a few hours and requires

emergency evacuation (minimal pleurotomy and aspiration). Hydrothorax may sometimes develop as a complication of peritoneal dialysis (EDWARS, S. R., UNGER, A. M., 1967).

Central respiratory failure caused as a rule by cerebral oedema and *peripheral respiratory failure* caused by increased muscular activity during convulsions (PALLENI, R., TARENZI, L., 1966) or by hyperpotassemia paralysis (NICOLAS, F., 1966), and that induced by *alveolo-capillary diffusion disorders*, must be treated by mechanical ventilation, assisted or controled, through the tracheal intubation tube or the tracheostomy cannula. Alveolo-capillary diffusion disorders may be produced by pulmonary atelectasis, observed especially after peritoneal dialysis (BERLYNE, G. M., *et al.*, 1966), in states of subclinical pulmonary oedema and uremic pneumonitis. Pulmonary oedema in acute renal failure has likewise been assumed to favour the increased permeability of the pulmonary capillaries (GIBSON, D. C., 1966). Uremic pneumonitis would be accounted for by the organization of fibrin in the intraalveolar and interstitial exudates (HENKIN, R. I., 1962; FALCONI, L. M., 1964). Radiologically, they are manifested by butterfly-like densities, the body being the vascular pedicle and the wings the condensations in both pulmonary fields. It is particular of these condensation that they never involve the apex and base of the lung. They are described in literature (HENKIN, I. R., 1962; SCHERMULY, V., *et al.*, 1965; HUGHES, R. T., 1967) under the name of "butterfly wing" or "sunburst densities".

The therapeutical results in the cases necessitating mechanical ventilation are poor and death usually marks the end of the pulmonary complications. These discouraging results might be explained by decrease in the pulmonary diffusion capacity observed in acute renal failure (DAUM, S., *et al.*, 1965). Our investigations [CURELARU[1]), I., TULBURE, D., SOROCEANU, A. M.] revealed in this category of patients a significant increase in venous blood HbO_2 and PO_2, with reduction of the arteriovenous difference of these parameters. This would account for a hyperdynamic circulation, shunting of certain vascular areas and the diminution of oxygen uptake in the periphery. GASSWEILER, H., *et al.* (1962) found a hyperdynamic circulation in patients with acute renal failure expressed by increase in the output, cardiac index and stroke volume and decrease in peripheral resistance.

IV. Reequilibration of the Digestive Function

Problems of nutrition, specific of acute renal failure will not be discussed but only certain digestive complications that have a negative

---

[1]) CURELARU, I., TULBURE, D., SOROCEANU, A. M.: "Blood Gases in Patients with Acute Renal Failure" (in press).

influence upon nutrition and raise difficult problems of diagnosis and treatment.

1. Facial herpes, encountered in about 20% of the cases (Alwall, N., 1963), makes it very difficult to feed the patient, and is frequently supra-infected with staphylococci. Desinfectant powders and ointments must be applied.

2. Uremic stomatitis and cheleitis likewise prevents alimentation. A local treatment with antibiotics, antiseptic and alkalinizing solutions should be applied (Halazenetes, J., Harley, A., 1967).

3. Uremic parotitis is caused by a hematogenic or ascending infection, favoured by the elimination of urea in the saliva. It may be accompanied by oedema of the mouth floor and phenomena of acute respiratory failure, which may require tracheostomy. A general treatment with antibiotics, local washing of the oral cavity with desinfectants and early subangulo-mandibular incision in case of suppuration, will be necessary.

4. Uremic gastritis is caused by an increase in total acidity (Fillastre, S. P., *et al.,* 1965) in the course of uremia and urea elimination through the gastric mucosa. *Vomiting* refractory to treatment and tormenting for the patient, may develop within the clinical framework of this gastritis. In some cases, hemorrhagic gastritis is encountered, manifested by *hematemesis* and *melena,* caused by deep ulcerations of the gastric mucosa. Aluminium hydroxide is administered to prevent uremic digestive hemorrhages (Alwall, N., 1963). The treatment is the same as in gastrointestinal hemorrhages of other origin. In the severe forms close-circuit, gastric refrigeration is indicated. Open-circuit refrigeration is not indicated in the oligoanuric patient, passage of the refrigerating solution through the pylorus into the duodenum being followed by its absorption and hyperhydration. In some extreme cases, limited gastric resection was necessary and was followed by recovery (Dordain, M., *et al.,* 1965). In some patients the digestive hemorrhage is caused by a preexisting ulcerous lesion. In order to establish the diagnosis we have performed the X-ray examination in the course of the hemorrhage. We consider that the existence of a hemorrhagic ulcerous lesion demands an active surgical attitude (limited excision-resection of the ulcerous lesion when possible, or even broad gastric resection) since the bleeding disorders observed in uremic patients (Ballerini, P., *et al.,* 1964; Braun, L., 1965; Oguri, T., 1965; Castaldi, P. A., 1966) favours and accentuates digestive hemorrhage and this, in turn, aggravates the acute renal failure syndrome. Exageration of the indications of a conservative treatment and over-estimation of the anaesthetic and operative hazards have made us lose several patients in full polyuria.

5. Uremic enteritis. The presence of *diarrhea* aggravates the state of the patients by accentuating hydroionic perturbations, although diarrhea favours the elimination of certain amounts of urea. The administration of bismuth subnitrate and tinctura opii is recommended for their treatment (ALWALL, N., 1963). We obtained certain results with Cifoform (Mexaforme Ciba) and a diet of boiled rice and carrot soup within the limits of liquid ingestion.

6. *Uremic pancreatitis* has a particularly severe prognosis. Among our patients there was a case of necroticohemorrhagic acute pancreatitis, accompanied by erosion of the splenic artery and fatal hemoperitoneum, which developed in the course of hemodialysis. The mechanism of production of this complication is not known. MERONEY, W. H., *et al.* (1956) found an increase in amylasuria in acute renal failure, explicable not only by the low elimination but also by the increased production of amylases. The treatment is the same as that of any other pancreatitis.

7. *Uremic peritonitis* may develop spontaneously without any apparent cause, or as the consequence of perforation of a cavitary organ (uremic gastric ulceration). In most cases it appears after peritoneal dialysis (MCCRAKEN *et al.*, 1965; RIBOT, S., *et al.*, 1966; SCHWARTZ, F. D., 1967) and necessitates surgical drainage and suppresion of the source seeding the peritoneum. During the latter year, after surgery, we irrigated the peritoneal cavity with a peritoneal dialysis solution with antibiotics in open circuit, in 2 l amounts per hour. This allows for concomitant extrarenal clearance and sterilization of the peritoneal cavity, preventing the formation of adherences and abscesses.

These aspects only sum up some of the complex problems of the intensive therapy of patients with acute renal failure. They tend to demonstrate the gravity of this condition and the necessity of team work.

Summary

The syndrome of acute renal failure affects all the functions of the organism. Neurological and psychic disorders are represented by convulsions, polyneuritis, agitation, logorrhoea, personality disorders and even autophagia, vestibular and cochlear dysfunction and the so called "red eyes of uraemia". Cardiovascular function is likewise impaired. Severe hyperkalaemic bradycardia, endotoxin and septicaemic shock, phlebitis are frequently noted. Central, obstructive and restrictive respiratory failure, the uraemic pneumonitis as it is known, is not uncommon. Gastrointestinal complications are manifested by facial herpes, uraemic stomatitis, chelitis, parotitis, gastritis as evidenced quite often by haematamesis and malaena, enteritis, pancreatitis and peritonitis. The current status of pathogenesis and treatment is discussed.

50   I. Curelaru et al.

Zusammenfassung

Die akute Niereninsuffizienz beeinträchtigt zahlreiche Funktionen des Organismus. Neurologische Störungen sind Krämpfe und Polyneuritiden; als Störungen der Persönlichkeitsstruktur finden wir u.a. Logorrhoe, Autophagie und Erregungszustände. Daneben werden Herz und Kreislauf in Form einer hyperkaliämischen Bradycardie sowie eines toxischen oder septischen Schocks betroffen. Auch Phlebitiden sind häufig. Nicht selten treten zentralbedingte Ateminsuffizienzen, obstruktive und restriktive Lungenerkrankungen sowie urämische Pleuritiden, Herpes labialis, Cheilitis, Parotitis sowie urämische Enteritiden und Peritonitis auf.

Das Thema dieser Arbeit ist die Pathogenese und Therapie dieser Störungen.

References

Alwall, N.: Therapeutic and diagnostic problems in severe renal failure. 744 p. Lund (Sweden): Ed. Berlingska Boktryckeriet 1963.

Ballerini, Gc., La Paglia, S., Punturieri, E.: La tendenza emorragica nella iperazotemia acuta e cronichie. Arch. di Patol. Clin. e Aed. **41**, 352–368 (1964).

Beaney, G. P. E.: Otolaryngeal problem arising during the management of severe renal failure. J. Laryngeology **78**, 507–515 (1964).

Berlyne, G. M., and coll.: Pulmonary complications of peritoneal dialysis. Lancet II, 7, 75–78 (1966).

— Shaw, A. B.: Red eyes in renal failure. Lancet, 480, 4–7 (1967).

Braun, L.: Urämie und Bluteiweiss. Med. Klin. **60**, 290–294 (1965).

Castaldi, P. A., Rosenberg, M. S., Stewart, J. H.: The bleeding disorders of uraemia. Lancet II, 7, 457, 66–69 (1966).

Daum, D., Janota, M., Boudik, F.: Difuzni kapacita plic a jeji komponenty u nemocnych s uremii. Čas. Lék. čes. **104**, 1285–1290 (1965).

Dordain, M., şi colab.: Septicémie et anurie. Hématémèses incoercibles et hyperazotémie rebelle. Résection gastrique limitée. Guérison. J. Urol. Néphrol. **71**, 345–347 (1965).

Edwards, S. R., Unger, A. M.: Acute hydrothorax; a new complication of peritoneal dialysis. J.A.M.A. **199**, 853–858 (1967).

Falconi, L. M.: Pneumonitis uremica. Revision anatomo-patologica a proposito de cuatro casos. An. Fac. Med. Montevideo **49**, 455–460 (1964).

Filipescu, Z., Curelaru, I., Stanciu, St.: L'anesthésiste et le syndrome d'insuffisance rénale aiguë dans une unité de thérapie intensive. Second European Congress, Copenhagen, 1966.

Gibson, D. C.: Haemodynamic factors in the developments of acute pulmonary oedema in renal failure. Lancet **2**, 1217–1220 (1966).

Gutman, R. A., şi colab.: Failure of high dialysis fluid glucose to prevent the desequilibrium syndrome. Lancet I, 295–298 (1967).

Halazonetes, J., Harley, D.: Uremic stomatitis. Report of a case. Oral Surgery **23**, 573–577 (1967).

Henkin, R. I.: Uremic pneumonitis. A clinical, physiological study. Ann. Intern. Med. **57**, 1001–1008 (1962).

Hughes, R. T.: The pathology of butterfly densities in uraemia. Thorax **22**, 97–113 (1967).

Larcan, A., Huriet, C., Fountenaille, C.: Syndromes de Raynaud au cours des urémies dépassées. Ann. Méd. Nancy **3**, 962–965 (1964).

Meroney, W. H., și colab.: Some observations of the behaviour of amylase in relation to acute renal insufficiency. New Engl. J. Med. **255**, 315–320 (1965).

Nicolas, F.: Quelques problèmes d'anesthésie et de réanimation posés par les malades anuriques. Anesthésie-Analgésie-Réanimation **20**, 3, 617–627 (1963).

Oguri, T.: Clinical studies on the hemorrhagic diathesis: III. On the bleeding tendency in the uremic state. Excerpta Medica, Internal Medicine **19**, 6, 434 (1965).

Palleni, R., Tarenzi, L.: Insufficienza respiratoria prodotta da abnorme attivita muscolare in tre casi di insufficienza renale. Minerva Anestesiologica **32**, 506–510 (1966).

Saba, G. M.: Concetti generali di rianimazione nella insufficienza renale acuta e cronica. Minerva Anestesiologica **32**, 152–154 (1966).

Schemurly, W., Nieth, H., Biskarup, K.: Das Lungenödem bei Nierenerkrankungen. Röntgenbild und Pathogenese. Z. Klin. Med. **158**, 461–500 (1965).

Spencer, G. T.: Supervision and treatment of special groups of patients. Renal insufficiency: dialysis treatment. Fourth World Congress of Anaesthesiologists, London, September 9–13, 1968.

Prä- und postoperative Blutvolumenkontrolle in der Darm-Chirurgie, insbesondere bei Colitis ulcerosa

Von **M. Doehn, O. Giebel, K. Horatz** und **P. Rittmeyer**

Anaesthesie-Abteilung (Direktor: Prof. Dr. med. K. Horatz)
der Universitätskliniken Hamburg-Eppendorf

In der großen Bauchchirurgie, insbesondere nach Proctocolektomie bei der Proctocolitis ulcerosa, gilt es in der präoperativen Vorbereitung und postoperativen Nachsorge mit Infusions- und Transfusionsproblemen fertig zu werden, die für diesen Heilungsverlauf von größerer Bedeutung sind als sonst in der allgemeinen Bauchchirurgie. Kranke mit Proctocolitis ulcerosa sind im allgemeinen hochgradig anämisch und dehydriert, wenn sie zur Operation eingewiesen werden. Nicht selten liegen Hämatokritwerte (Hkt) unter 30% und ein Hämoglobingehalt (Hb) unter 10 g% vor. Diese hochgradige Anämie, die akut oder chronisch durch profuse Blutstühle verursacht ist, führt sowohl zu Eiweißmangel als auch zu hochgradiger Einengung des interstiellen Raumes.

Eine ausreichende prä- und postoperative Ersatztherapie ist jedoch nur mit Hilfe quantitativer Meßergebnisse zu erreichen. Für die Praxis haben sich häufige Venendruck-, Hämatokrit- und Blutvolumenkontrollen am besten bewährt. Wie aus Abb. 1 zu ersehen, liegt das mit Hilfe chromierter Erythrocyten nach einer Mischungszeit von 30 min bei Klinikaufnahme gemessene Blutvolumen bei diesen 6 Patienten im Mittel mit 58 ml/kg KG bei einem mittleren Hämatokritwert von 33% und Hämoglobingehalt von 10,2 g% wesentlich unter dem in der ersten Säule dargestellten Normalwert.

Das Blutvolumen wurde hier *nicht* mit [131]J markiertem Human-Albumin bestimmt, da vorausgegangene Untersuchungen von Giebel und Horatz die Unzuverlässigkeit dieses Indikators erwiesen haben. Außerdem besteht gerade bei der Art dieser Erkrankung nicht nur präoperativ, sondern auch noch lange postoperativ ein erhöhter Eiweißverlust via Darmlumen und Wundflächen.

Bei den hier dargestellten chronischen Verläufen wurden im Mittel 10 Tage benötigt, um die Patienten mit Plasma- und Bluttransfusionen in einen operablen Zustand zu bringen. Im Mittel wurden 4 Konserven Blut

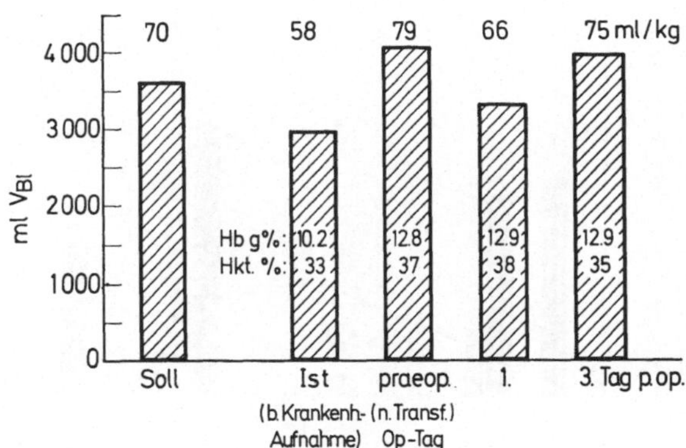

Abb. 1. Prä- und postoperative Blutvolumina bei Colitis ulcerosa ($\bar{X}$ bei $n = 6$)

(minimum 500 ml, maximum 3500 ml) und 750 ml Plasma (minimum 205 ml, maximum 3000 ml) gegeben, so daß die unmittelbar präoperative Situation mit 79 ml/kg KG eher einem erhöhten Blutvolumen entspricht, das jedoch zur Beseitigung der Hypoproteinämie beigetragen hat. Die erste postoperative, nach ca. 20 Std durchgeführte Blutvolumenkontrolle (4. Säule von links) zeigt, daß bei einer mittleren intraoperativen Bluttransfusionsmenge von 3 Konserven ($\bar{X} = 1417$ ml, minimum 500 ml, maximum 2000 ml), einer Plasmamenge von einer Konserve ($\bar{X} = 255$ ml, minimum 200 ml, maximum 480 ml) und einer mittleren Zufuhr von 676 ml Elektrolyt-und Anelektrolytlösungen (minimum 500 ml, maximum 1200 ml) und bei einer 20stündigen postoperativen mittleren Zufuhr von je einer Konserve Blut und Plasma sowie 1500 ml Infusionslösung ein annähernd ausgeglichenes intravasales Volumen im Mittel erreicht wurde. Dabei lag die Diurese im Mittel mit 64 ml/Std und einem spez. Gewicht von 1022 im Normbereich. In den beiden folgenden postoperativen Tagen waren im Mittel je 250 ml Blut, 800 ml Plasma und 2000 ml Flüssigkeit erforderlich, um ein mittleres Blutvolumen von 75 ml/kg KG und eine mittlere Diurese von 52 ml/Std mit einem spez. Gewicht von 1019 zu erreichen.

Die Problematik der postoperativen Blutvolumenkontrolle möchten wir auf der *nächsten Abbildung* an einem Beispiel demonstrieren. Es handelt sich um einen 19jährigen Mann, der 3 Monate vor der Operation akut an einer Colitis ulcerosa erkrankt war. Trotz intensiver internistischer Behandlung mit Azulfidine, ACTH-Injektionen und Corticosteroiden sowie Bluttransfusionen konnte das schwere Krankheitsbild nicht beeinflußt werden. In dieser Situation wurde von Herrn Prof. STELZNER die Indikation zur Proctocolektomie gestellt.

Bei der Aufnahme in unsere Chirurgische Klinik bestand eine schwere Blutungsanämie mit einem Hb von 6,8 g% und einem Hkt von 29%. Durch Transfusionen von insgesamt 4000 ml Blut innerhalb 1 Woche

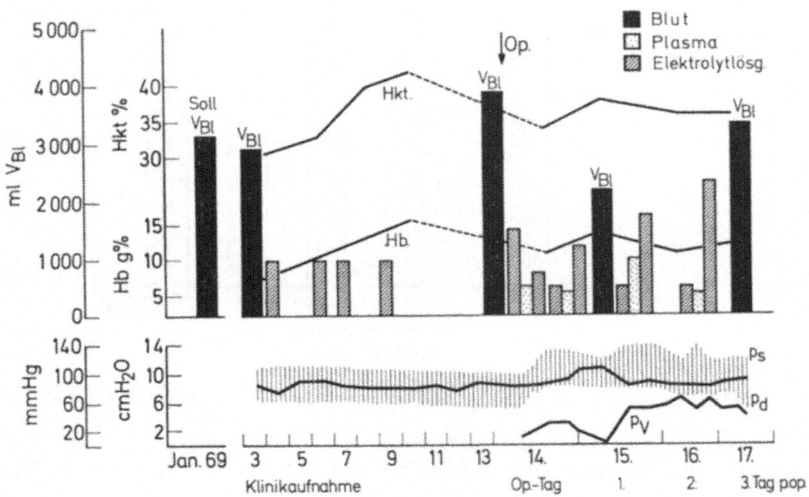

Abb. 2. *Oben*: Prä-, intra- und postoperative Blutvolumina, Transfusions- und Infusionsmengen in ml, Hämatokrit in % und Hämoglobingehalt in g%; *unten*: systolischer (p_s), diastolischer (p_d) Blutdruck in mmHg, Venendruck (p_v) in cm H_2O und Pulsfrequenz (f) pro min von Klinikaufnahme bis zum 3. postoperativen Tag bei Pat. Z. J. ♂ 19 J. Prot. Nr. 380/69, Diagn.: Colitis ulcerosa, Op.: Proctocolektomie am 14. 1. 1969

konnte das anfangs erniedrigte Blutvolumen (die mit V_{BL} bezeichneten breiten Säulen) auf einen guten präoperativen Wert angehoben werden. Die letzten 3 Tage vor der Operation wurden Blutstühle nicht mehr beobachtet.

In dem oberen Teil der Abbildung 2 sind außer den Blutvolumenmeßergebnissen (breite Säulen) die Infusionsmengen vom Plasma (gepunktete Säulen) und Elektrolytlösungen (gestrichelte Säulen) und die Bluttransfusionsmengen (niedrigere gestrichelte Säulen) in ml aufgezeichnet. In dem unteren Teil der Abbildung sind die Kreislaufgrößen eingetragen: systolischer (p_s), diastolischer (p_d) Blutdruck, Pulsfrequenz (f) und der über einen bis in die Vena cava superior vorgeschobenen Kunststoffkatheter gemessene Venendruck (p_v).

Auffallend sind die arterielle Hypotonie sowie der niedrige Venendruck von 1 cm H_2O in der präoperativen Phase. Obwohl die intraoperative Volumensubstitution in 1500 ml Blut, 480 ml Plasma und 750 ml Elektrolytlösung und am Op.-Tag postoperativ in 500 ml Blut, 400 ml Plasma und 950 ml Elektrolytlösung bestand, fällt in der Nacht zum 1. postoperativen Tag ein Pulsfrequenzanstieg, ein Venendruckabfall bei nur geringem Abfall des systolischen Blutdrucks auf. Während dieser Zeit wurden 700 ml Urin mit einem spez. Gewicht von 1030 ausgeschieden. Zum Zeitpunkt der ersten postoperativen Blutvolumenbestimmung – 24 Std nach der Operation – war der Blutdruck mit 120/80 mm Hg wieder durchaus unauffällig. Lediglich die erhöhte Pulsfrequenz und der erniedrigte Venendruck ließen auf einen Volumenmangel schließen. Dennoch war das Ergebnis der Blutvolumenmessung überraschend: der gemessene Wert lag mit 50 ml/kg KG 42% unter dem präoperativ gemessenen und 28% unter dem Sollwert von 70 ml/kg KG.

Nun kommt es schon nach verhältnismäßig geringen Blutverlusten zu einer Anhebung der Pulsfrequenz (BURRI et al.). In der postoperativen Phase ist der diagnostische Wert jedoch eingeschränkt, da andere Ursachen wie Schmerzen, Fieber, cardiale Affektionen und psychische Einflüsse ebenfalls zu einem Pulsanstieg führen können. Von einigen Autoren wird die postoperative Tachycardie auch als Folge einer stressbedingten erhöhten Katecholaminausschüttung erklärt (KRÜCK, F., 1968).

Die Bilanzierung der Ein- und Ausfuhr erleichtert zwar die Abschätzung der intravasalen Flüssigkeits- und Elektrolytsubstitution, nicht aber der notwendigen Blutmengen. Das Ausmaß des Flüssigkeitsabstromes in den interstitiellen Raum bleibt trotz Hämatokritwert, Hämoglobingehalt und Venendruck bei den in der Chirurgie wohl kaum durchführbaren Verfahren zur Bestimmung des extracellulären Raumes nach wie vor schwer abschätzbar. WILLIAMS u. Mitarb. fanden ebenfalls trotz reichlicher Flüssigkeitszufuhr besonders am ersten postoperativen Tag ein stark erniedrigtes Blutvolumen. Im allgemeinen richten wir uns bei der Bemessung der Volumensubstitution nach dem Ergebnis der Venendruckmessung. Es muß aber festgestellt werden, daß bei gleichem Blutvolumenmangel der Venendruckabfall in der postoperativen Phase nicht so ausgeprägt ist, wie er bei akuter Hämorrhagie von GAUER gefunden wurde.

Zusammenfassend ergibt sich, daß die klinischen Daten wie Blutdruck, Pulsfrequenz, Venendruck, Hämoglobingehalt und Hämatokritwert bei diesen Patienten nicht ausreichen, um eine Volumensubstitution so durchzuführen, daß die Gefahr der Untertransfusion und vor allem der Übertransfusion vermieden werden, da letztere beim älteren Patienten nur schlecht toleriert wird (MOORE). Nur wiederholte Blutvolumenbestimmungen mit geeignetem Indikator und ausreichender Mischungszeit helfen diese Gefahren zu vermeiden.

Zusammenfassung

Bei 6 Patienten mit Colitis ulcerosa wurden vor und nach erfolgter Colektomie mit Hilfe markierter Erythrocyten Blutvolumenbestimmungen durchgeführt. Es wird gezeigt, daß Blutvolumenmeßergebnisse die schwierigen Infusions- und Transfusionsprobleme gerade bei diesen Patienten wesentlich erleichtern können.

Summary

Prior to and following colectomy in 6 patients blood volumes were determined using chromium-labelled erythrocytes. It is pointed out that measurement of blood volume considerably facilitates infusion and transfusion problems in this special type of patient.

Literatur

Bonhoeffer, K.: Anaesthesie im Volumenmangelschock. Chirurg 38, 115–118 (1967).

Burri, C. et al.: Die Bedeutung des arteriellen Blutdrucks, seiner Amplitude und der Pulszahl beim hypovolämischen Patienten. Helv. chir. Acta 6, 535–550 (1967).

— Arterieller Blutdruck, Puls „Schockindex" und zentraler Venendruck bei: 30 hypovolämischen Patienten. Langenbecks Arch. klin. Chir. 320, 1–7 (1968).

Demling, L. et al.: Die Prognose der Colitis ulcerosa. DMW. 94, 247–253 (1969).

Gauer, O. H.: Kreislauf des Blutes. In: Lehrbuch der Physiologie des Menschen I. Bd. hsg. von H.-U. Rosemann. München-Berlin: Urban u. Schwarzenberg 1960.

Giebel, O., Horatz, K.: Blutvolumenbestimmung mit Hilfe radioaktiver Isotope. Bruns' Beiträge z. Klin. Chir. 214, 491–592 (1967).

— Verweildauer, Verteilung und Ausscheidung von Plasmaersatzpräparaten. In: Plasmaersatzpräparate auf Gelatinebasis (Hamburger Symposion am 12. 1. 1968) von Horatz, K. Stuttgart: Georg Thieme 1968.

Krück, F.: Stressbedingte humorale Reaktionen. In: Postoperative Störungen des Elektrolyt- und Wasserhaushaltes – Pathophysiologie und Therapie. Hsg. von Bücherl, E. S., F. Krück, W. Leppla, Scheler, F. Stuttgart-New York: Schattauer Verlag 1968.

Moore, F. D.: Metabolic Care of the surgical patient. Philadelphia and London: W. B. Saunders 1959.

Reid, D. J. et al.: Changes in whole body venous toue in surgical patients. Surg. Gynec. Obstet. 125, 1212–1216 (1967).

Stelzner, F.: Die Indikation, der Verlauf und die Ergebnisse der chirurgischen Behandlung der Proctocolitis. Chirurg 39, 446–450 (1968).

Williams, J. A., et al.: Blood losses and plasma volume shifts during and following major surgical operations. Ann. Surg. 156, 648–653 (1962).

Intensivtherapie bei Thyreotoxikose

Von **Alice Schmidt**

Institut für Anaesthesie der Universitätskliniken des Saarlandes
(Direktor: Prof. Dr. med. K. Hutschenreuter)
Homburg/Saar

Die schwere Thyreotoxikose und ihre akute Steigerung zur toxischen Krise gehören auch heute noch zu den Erkrankungen mit hohem Risiko: die Mortalität wird in der Literatur z. Z. mit 20–50% angegeben; die unbehandelten Krisen führen ausnahmslos zum Tod.

Die Pathogenese ist bekannt: entgleister Jodstoffwechsel in der Schilddrüse mit exzessiver Hormoninkretion. Ihre Auswirkungen betreffen jede einzelne Zelle des Organismus und damit nahezu alle Körperfunktionen. Im Vordergrund stehen die extreme Stoffwechselsteigerung und Wärmeproduktion mit erhöhtem Sauerstoffbedarf des Gewebes, dem sich Herz und Kreislauf bis zur Dekompensation anzupassen versuchen.

Die Entfesselung des katecholaminüberempfindlichen Vegetativums führt ohne Behandlung zur Erschöpfung der Energiereserven, zum „Ausbrennen" des Organismus und zum Tod in Hypoxie und Exsikkose.

Ziel unserer Behandlung ist in jedem Fall die Herstellung eines passageren euthyreoten Zustandes, in welchem die Strumaresektion relativ risikolos durchgeführt werden kann.

Am Beispiel der schweren thyreotoxischen Krise soll hier kurz das *Intensivbehandlungsschema* skizziert werden, wie es – in enger Zusammenarbeit zwischen Internisten, Chirurgen und Anaesthesisten – prä- und postoperativ an unserer Chirurgischen Klinik durchgeführt wird. Die Behandlung der weniger dramatischen Fälle leitet sich zwanglos davon ab, der Unterschied ist quantitativ.

Sofortmaßnahmen zur Abwendung des lebensbedrohlichen Zustandes sind:

Unterdrückung der Hormonwirkung in der Peripherie durch massive Blockade des Vegetativums

und gleichzeitige Behandlung von Sauerstoffdefizit und Exsikkose.

Das heißt, in die Praxis umgesetzt, Anlegen einer Dauerinfusion zunächst von isotonischer Zucker-Elektrolytlösung, die zugleich als Vehikel für die Sedativa dient: lytische Mischung, bestehend aus Pethidin (Dolantin,

Dolosal), Promethazin (Phenergan, Atosil) und Hydergin, wird ml-weise in die Infusionsleitung gegeben, abwechselnd mit Barbituraten, z. B. Nembutal in 100 mg-Dosen und Diazepam (Valium) 2,5 mg-weise, bei Schlagvolumenhochdruck auch Reserpin (Serpasil) in ED von 1 mg unter ständiger Kontrolle von Puls und Blutdruck.

Sauerstoff wird über Maske oder Nasensonde zugeführt, während die Atemwege durch entsprechende Kopflagerung und evtl. Vorhalten des Unterkiefers freigehalten werden. Auf jede schmerzhafte, irritierende Maßnahme wird verzichtet, solange die extreme Erregbarkeit des Vegetativums besteht.

Auf diese Weise erreicht man innerhalb von 1–2 Std eine ausreichende Sedierung für die weiteren *Notmaßnahmen*:

nasotracheale Intubation, am besten blind, da am wenigsten traumatisierend,

Absaugen des Tracheobronchialbaumes mit sterilen Einmal-Kathetern

und Beatmung mit einem Luft-Sauerstoffgemisch im Verhältnis 3:2, wobei der kontrollierten Beatmung der Vorzug gegeben wird: sie spart im Vergleich zur assistierenden Beatmung Kalorien ein und garantiert eine ausreichende Ventilation. Sie wird durchgeführt ohne Relaxation durch Überspielen der ohnehin durch die Sedierung deprimierten Eigenatmung.

Von diesem Zeitpunkt an wird die vegetative Blockade weiter vertieft bis zur leichten Hypothermie um 35°. Außer Aufdecken und evtl. Anblasen mit Ventilatoren sind physikalische Maßnahmen meistens überflüssig.

Die *spezifische antithyreoidale Behandlung* läuft, wenn möglich, schon parallel zu den Sofortmaßnahmen an: sie besteht aus der Kombination eines Jodpräparates mit einem Thyreostaticum, durch welche sowohl die Hormonsynthese in der Schilddrüse als auch die TSH-Stimulierung aus suprathyreoidalen Zentren unterdrückt werden.

Methylmerkaptoimidazol liegt als Favistan in injizierbarer Form vor und wird in einer Dosierung von 60–80 mg über den Tag verteilt, da es schnell im Körper metabolisiert wird.

Das i.v. injizierbare organische Präparat Endojodin wird im Dauertropf gegeben, damit ein gleichmäßiger Blutjodidspiegel erreicht wird. Wir geben bis zu 10 ml in 24 Std, entsprechend einem Jodgehalt von ca. 1 g (1 ml enthält 0,118 g Jod).

Zusätzlich geben wir Nebennierenrinden-Steroide: es wird ihnen eine antithyreoidale Wirkung zugeschrieben; da Adynamie und Exsikkose in der toxischen Krise ohnehin eine Rindeninsuffizienz vermuten lassen, infundieren wir 100–200 mg Hydrocortison pro Tag, entsprechend der physiologischen Inkretion in Stress-Situationen.

Die unspezifische Therapie entspricht im wesentlichen den Prinzipien jeder Intensivbehandlung; hier nur einige Besonderheiten:

Flüssigkeitsbilanzierung mit besonderer Berücksichtigung der anfänglichen Exsikkose,

Ausgleich des Elektrolythaushaltes mit ausreichender Substitution von Kalium wegen des Verlustes unter Corticoidtherapie und Calcium, dessen Umsatz bei Hyperthyreosen erhöht ist, hochkalorische parenterale Ernährung, um dem Kräfteverfall entgegenzuwirken, durch hochprozentige Glucoseinfusion mit Insulinzusatz und Eiweißsubstitution;

Vitamine, deren Bedarf bei der immer hypoxisch geschädigten Leber erhöht ist,

antibiotische Behandlung wegen der Infektionsgefahr unter Nebennierenrindentherapie und der praktisch immer bestehenden Pneumonie,

Ödemprophylaxe durch Gabe eines Chymotrypsinpräparates, solange der Patient endotracheal intubiert ist.

Die Unterstützung des Herzens steht trotz anfänglich schwerster kardiovasculärer Störungen nicht im Vordergrund: Behebung von Hypermetabolismus, Exsikkose und Sauerstoffdefizit führt meistens eine rasche Besserung bzw. Normalisierung herbei. Der Wert einer Digitalisierung ist ohnehin umstritten; wir folgen den Befürwortern und geben Lanicor in ED von $^1/_8$-$^1/_4$ mg; auf beta-Rezeptorenblocker konnten wir bis jetzt verzichten.

Die pflegerischen Maßnahmen sind Voraussetzung für die Effektivität jeder Intensivtherapie:

Cava-Katheter zur Prophylaxe von Thrombophlebitiden durch die Vielzahl der differenten und hypertonischen Medikamente,

Pflege des häufigen Exophthalmus durch Augensalbe, Uhrglasverbände, evtl. Vernähen der Lider, wodurch Austrocknung und Ulcerationen der Cornea verhindert werden, die leicht zum Verlust der Augen führen,

Mundpflege,

Magensonde zur Ulcusprophylaxe mit Antacida und postoperativ zur Ernährung,

Tracheobronchialtoilette,

Blasendauerkatheter zur Flüssigkeitsbilanzierung,

schließlich Decubitusprophylaxe.

Meist ist der Patient nach 2–3 Tagen operationsfähig. Die Anaesthesie besteht aus der Fortführung der Sedierung mit Zusatz von geringen Fluothanedosen.

Postoperativ werden Hypothermie und vegetative Blockade innerhalb einiger Tage abgebaut, gleichzeitig wird auf Spontanatmung übergegangen und bei Atemsuffizienz extubiert. Die spezifische Therapie lassen wir langsamer, über 2–3 Wochen auslaufen.

Die Intensivtherapie und -pflege der Thyreotoxikose ist sehr aufwendig. Sie hat nur Aussicht auf Erfolg, wenn alle personellen und apparativ-technischen Voraussetzungen gegeben sind. In diesem Fall dürfte sich die Mortalität noch signifikant senken lassen.

Zusammenfassung

Am Beispiel der schweren thyreotoxischen Krise wird ein Intensivbe-handlungs-Schema skizziert. Es besteht aus Sofortmaßnahmen zur Abwendung des lebensbedrohlichen Zustandes, spezifischer antithyreoidaler und unspezifischer Therapie und pflegerischen Maßnahmen. Postoperativ läuft die Intensivtherapie langsam aus.

Summary

A schedule of intensive therapy in patients with acute thyrotoxic crisis is given: The immediate management of the life-threatening situation, antithyroid and non-specific therapy and nursing of the severe ill patient are outlined. In the post-operative phase intensive care is led out gradually.

Literatur

BANSI, H. W.: Therapie der thyreotoxischen Krise. Dtsch. Med. Wschr. **91**, 1273 (1966).

HOHMANN, H. G., ENZENBACH, R.: Die thyreotoxische Krise und ihre Therapie unter Berücksichtigung der Winterschlafbehandlung. Langenbeck's Arch. klin. Chir. **288**, 287 (1958).

KEMINGER, K.: Die Hibernation bei der Behandlung thyreotoxischer Krisen. Chir. prax. **7**, 21 (1963).

KLEIN, E.: Behandlung der hyperthyreotischen Krise. DMW **52**, 2533 (1868).

KOLB, E.: Vegetative Blockade bei der operativen Behandlung der Basedow-Struma. Langenbeck's Arch. klin. Chir. **285**, 18 (1957).

OBERDISSE, K., KLEIN, E.: Die Krankheiten der Schilddrüse. Stuttgart: Georg Thieme 1967.

STOECKEL, H.: Anaesthesiologische Vorbereitungen bei Eingriffen am endokrinen System. Z. prakt. Anästh. Wiederbeleb. **2**, 83 (1967).

Probleme und Grenzen der Intensivbehandlung beim Pickwick-Syndrom

Von **P. Lawin** und **H. Foitzik**

Anaesthesie-Abteilung des Allgemeinen Krankenhauses Hamburg-Altona
(Chefarzt: Priv.-Doz. Dr. P. Lawin)

Die Ätiologie des 1955 von Sieker und Auchincloss beschriebenen Pickwick-Syndroms mit hochgradiger Adipositas, Schlafanfällen und Hypoventilation ist bis heute nicht endgültig aufgeklärt.

Zwei mögliche Mechanismen werden in den Vordergrund der pathophysiologischen Erörterungen gestellt:

1. eine peripher-mechanische Behinderung der Atmung und
2. ein vom Zentralnervensystem ausgelöster Mechanismus mit Schlafanfällen und Hypoventilation.

Es kann hier nicht auf die vielfältigen klinischen und experimentellen Untersuchungen besonders von neurophysiologischer und lungenphysiologischer Seite eingegangen werden. Die bisherigen Ergebnisse lassen jedoch eine Trennung von Früh- und Spätstadien sinnvoll erscheinen.

Das Frühstadium zeichnet sich durch das gemeinsame Auftreten folgender Symptome aus:

1. Adipositas,
2. Periodische Schlafepisoden mit Hypoventilation,
3. Cyanose,
4. Pathologische Atonie der Pharynxmuskulatur.

Ursache dieser primären Störung ist am ehesten eine zentrale Dysregulation der im Hirnstamm integrierten Funktionen für die Atmungsregulation mit herabgesetzter Empfindlichkeit des Atemzentrums, der Vigilanz, der Tonusregulierung und des Stoffwechsels.

Polygraphische simultane Registrierung von EEG, EMG und Atmung zeigen eine enge zeitliche Bindung zwischen diesen Parametern in dem Sinne, daß bei Absinken des durch die Formatio reticularis vermittelten neuronalen Tonus eine Apnoe resultiert, die erst nach Überschreiten der CO_2-Weckschwelle zum Erwachen und zum Wiedereinsetzen der Atmung führt.

Im Gefolge dieser primär zentralen Fehlsteuerung kommt es im Spätstadium zum cardiopulmonalen Syndrom mit Hypoxie, respiratorischer Acidose, Cor pulmonale, Polyglobulie und Encephalopathie.

Das Cor pulmonale ist mit hoher Wahrscheinlichkeit Folge der durch Hyperkapnie und Hypoxie verursachten Vasokonstriktion im Lungenkreislauf (Doll et al.). Eine Linksherzinsuffizienz wird ebenfalls häufig im Endstadium beobachtet. Gehäufte hypoxische Hirnschäden während der Schlafperioden führen zum Bild der Encephalopathie und erklären das mitunter völlige Fehlen von Dyspnoe beim Pickwick-Syndrom.

Das hier geschilderte Bild ist das dem Kliniker geläufigste. Es gibt aber auch Formen, bei denen der pathologische Tonusverlust der Pharynxmuskulatur während der Schlafzustände vorherrscht.

Die Rolle der Adipositas wird häufig überschätzt. Zwar gibt es eine allgemeine Tendenz zur Zunahme der Hypoventilation bei Übergewicht, jedoch keine strengen Beziehungen zwischen beiden. Adipöse mit hochgradigen Übergewichten von 100–150 % können völlig normale arterielle Blutgase zeigen. Die totale Atemarbeit erwies sich beim Adipösen als eineinhalbmal, bei Kranken mit Pickwick-Syndrom nur dreimal größer als beim Normalgewichtigen, ist also im Verhältnis zum Emphysematiker, bei dem Werte um 8,4 g/cm gemessen werden können, relativ geringgradig erhöht. Die funktionelle Residualkapazität ist um etwa 1 l vermindert. Das läßt auf eine Erhöhung des bronchialen Widerstandes von nur 2 cm H_2O/l in der Sekunde schließen. Eine beobachtete Verminderung der Compliance wird von einigen Autoren auf die Hyperkapnie zurückgeführt. Doll u. Mitarb. haben auch eine Reduzierung der Diffusionskapazität errechnet.

Eine *kausale Therapie* des Pickwick-Syndroms ist wegen der noch unbekannten Ursache nicht möglich, daher muß man sich auf symptomatische Maßnahmen beschränken. Die Spätfälle weisen eine hohe Mortalität auf. Nach Auchincloss und Gilbert sterben etwa 15 % im Stadium der akuten Hypoventilation.

Die Gefahr einer Verflachung der Spontanatmung unter Sauerstoffinsufflation ist beim Pickwick-Syndrom noch größer als beim Emphysematiker, da auch hier im Spätstadium eine chronische respiratorische Acidose besteht und die Atmungsregulation im wesentlichen durch das Gl. caroticum über eine arterielle Hypoxie erfolgt.

Im akuten Stadium der extremen Hypoventilation ist allein die unverzügliche künstliche Beatmung lebensrettend. Sie wirft infolge der restriktiven und sekundär obstruktiven Ventilationsstörung erhebliche Probleme auf. Entzündliche bronchopulmonale Komplikationen verhindern oft eine Rekompensation des entgleisten Gasaustausches.

Die Entwöhnung vom Respirator erfordert höchsten personellen Einsatz. Bei Kranken im Spätstadium mit chronischer kompensierter respiratorischer Acidose kann die intermittierende Gabe von Carboanhydrasehemmern zur Stimulierung des Atemzentrums über eine medikamentös induzierte metabolische Acidose und ein Atemanaleptikum von Nutzen sein.

Die Indikation zur Tracheotomie ist bei aller Zurückhaltung, die Patienten werden Dauerkanülenträger, großzügig zu stellen. Die Tracheotomie ermöglicht nicht nur die notwendige Bronchialtoilette, sondern hält auch die oberen Atemwege frei, die während der Schlafphasen durch die Atonie der Pharynxmuskulatur verlegt sind. Wie kürzlich KUHLO u. Mitarb. mitteilten, kann allein die Tracheotomie eine entscheidende Wende in der bei manchen Frühfällen akuten lebensbedrohlichen Situation herbeiführen.

Eine Gewichtsreduzierung ist zu jedem Zeitpunkt anzustreben. Bei Frühfällen ist die alveoläre Hypoventilation dann noch reversibel, die periodische Atmung persistiert jedoch. Die Polyglobulie kann durch wiederholte Aderlässe gegebenenfalls mit Substitution des entnommenen Blutes durch Rheomacrodex behandelt werden.

Abschließend sei kurz von einer von uns behandelten 53jährigen Patientin berichtet. Sie wurde uns mit allen Kriterien eines akut dekompensierten Endstadiums eines Pickwick-Syndroms überwiesen und hatte bei der Aufnahme folgende arterielle Blutgananalyse:

pO_2	43	mmHg
SO_2	77,9	%
pCO_2	132	mmHg
pH	7,38	
Stand.-Bicarb.	38,2	mval/l
BÜ	+ 14,4	mval/l

Nach sofort eingeleiteter kontrollierter Beatmung mit dem Engström-Respirator waren wenige Stunden später die bedrohliche Hyperkapnie und Hypoxie beseitigt.

Trotz größten Einsatzes mit Tracheotomie, vorsichtiger Entwöhnung vom Respirator, stündlicher intermittierender Überdruckbeatmung mit dem Bird-Respirator, Atemgymnastik, hochdosierter antibiotischer Therapie, Gaben von Diamox und Pervitin zur Atemstimulierung und Digitalis war eine Rekompensation nicht mehr möglich. Zunehmende und nicht mehr beeinflußbare bronchopulmonale Komplikationen setzten 3 Wochen nach Aufnahme allen intensiven therapeutischen Maßnahmen unüberwindliche Grenzen. Wir verloren diese Patientin unter den Zeichen einer konfluierenden Pneumonie und zunehmender Hirnschädigung.

Zusammenfassung

Die Ätiologie des Pickwick-Syndroms mit hochgradiger Adipositas, Schlafanfällen und Hypoventilation ist bis heute nicht endgültig aufgeklärt.

Zwei mögliche Mechanismen werden in den Vordergrund der Diskussion gestellt,

eine *peripher-mechanische Behinderung* der Atmung und ein *vom Zentralnervensystem ausgelöster Prozeß* mit Schlafanfällen und Hypoventilation bei Adipositas. Dem klinischen Verlauf nach lassen sich zwei Stadien unterscheiden:

1. im Frühstadium periodische Schlafepisoden mit Hypoventilation, Cyanose, Atonie der Pharynxmuskulatur bei Adipositas;

2. im Spätstadium ein cardiopulmonales Syndrom mit chronischer arterieller Hypoxie, respiratorischer Acidose, Cor pulmonale, Polyglobulie, Encephalopathie. Eine kausale Therapie ist bisher nicht möglich. Man muß sich daher auf symptomatische Maßnahmen beschränken. Während einer akuten schweren Hypoventilation ist nur Beatmung, evtl. nach Tracheotomie, lebensrettend. Im Intervall wirken Abmagerung und atemanaleptische Maßnahmen günstig.

Summary

The aetiology of the Pickwick-Syndrome with extreme obesity, narcoleptic attacks and hypoventilation has found no definitive explanation. Two possible mechanisms which receive major attention are:

a peripheral-mechanical respiratory obstruction and a process which is triggered by the central nervous system, producing narcoleptic attacks and hypoventilation in obese patients.

There are two stages in which the clinical symptoms differ from one another:

1. the early stage with periodic narcoleptic attacks, hypoventilation, cyanosis, atony of the pharyngeal muscles and obesity,

2. the late stage, a cardiopulmonary syndrome, with chronic arterial hypoxia, respiratory acidosis, cor pulmonale, polyglobulism and encephalopathia. Up to now no causal therapy is possible, and treatment is restricted to symptomatic measures. During severe acute hypoventilation there is no alternative to artificial respiration, eventually after tracheostomy. Intermediate treatment consists of weight reducing and of respiratory restorative measurement.

Antibiotica-Therapie
bei Intensivbehandlungsfällen

Von **Hannelore Bauer-Ehnes**

Aus der Anaesthesieabteilung (Chefarzt: Dr. CH. LEHMANN) der Chirurgischen Klinik und Poliklinik (Direktor: Prof. Dr. G. MAURER) am Klinikum rechts der Isar der Technischen Universität München

Das große Spektrum der in einer Intensivbehandlungseinheit zu betreuenden Patienten bringt neben der Therapie des jeweiligen Grundleidens eine Fülle meist infektionsbedingter Komplikationen mit sich, die den sinnvollen prophylaktischen und therapeutischen Einsatz von Antibiotica zu einem Hauptfaktor des Behandlungsprogramms werden lassen.

In dieser Entwicklung spielt der Erregerwechsel von Staphylokokken zu gramnegativen Keimen, die heute etwa $^2/_3$ aller Fälle des Hospitalismus ausmachen, eine nicht unbedeutende Rolle.

Bei fast 80 % unserer Patienten können unmittelbar nach der Einlieferung weder in der Trachea noch im Urin pathogene Keime nachgewiesen werden.[1]) Diese Situation im Tracheobronchialsystem verändert sich schlagartig. Bereits am 3. Tag findet man bei 30 % der Tracheotomierten hospitaleigene Keime im Trachealschleim. Am 5.–7. Behandlungstag erreicht die Infektionsquote ihr Maximum. Etwas günstiger fällt diese Rate beim Nicht-Tracheotomierten aus. Hier fanden wir bei prophylaktischer Antibiotica-Behandlung noch am 10. Tag steriles Bronchialsekret.

Während der Anwendung des Dauerkatheters liegen die Verhältnisse ähnlich. Trotz täglicher Blasenspülungen und lokaler Antibiotica-Instillationen wurde ein sprunghaftes Ansteigen der Infektionsrate vom 5. Behandlungstag an beobachtet.

Bei den in der Klinik erworbenen Infektionen handelt es sich meist um Misch-, seltener um Monoinfektionen.

Die relativ rasche Resistenzbildung besonders der gramnegativen Stäbchen gegenüber einzelnen Antibiotica schränkt die Erfolgsaussichten einer ungezielten Therapie erheblich ein. Dennoch verabreichen wir zur allgemeinen Infektionsprophylaxe sofort nach Einlieferung des Patienten in die Intensivbehandlungseinheit ein bactericid wirkendes Breitbandantibioticum.

---

[1]) Die bakteriologischen Untersuchungen wurden dankenswerterweise vom Institut für Hygiene und Medizinische Mikrobiologie der Technischen Universität München (Direktor: Prof. Dr. K. LIEBERMEISTER) durchgeführt.

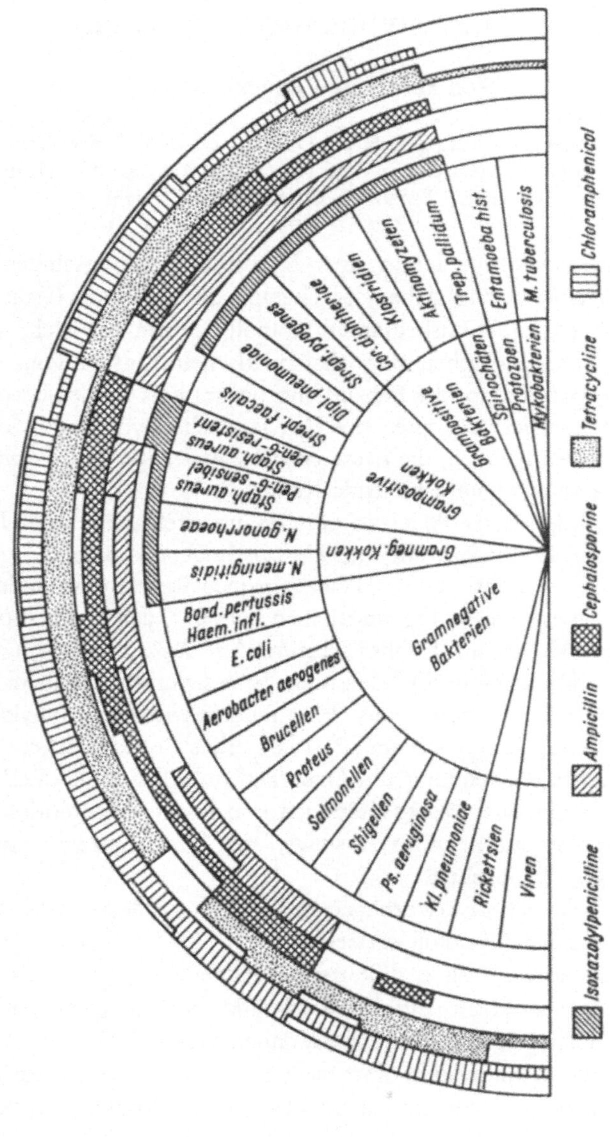

Abb. 1. Wirkungsspektren verschiedener Antibiotica. (In Anlehnung an Walter, A. W., und L. Heilmeyer)

(Entgegen den in der letzten Zeit vertretenen Auffassungen einiger Autoren führten wir bisher auch prophylaktische Maßnahmen durch. Erst nach Abschluß eigener Untersuchungen werden wir über die Zweckmäßigkeit dieser Behandlung in unserem Bereich entscheiden.) Zur gleichen Zeit entnehmen wir die ersten Abstriche aus Bronchialsekret und Proben von Urin und Stuhl, um bei bereits bestehendem Infekt eine gezielte antibiotische, dem Ergebnis des Resistenztestes angepaßte Therapie einleiten zu können.

Auf die Notwendigkeit laufender Kontrollabstriche für bakteriologische Untersuchungen und unbedingt erforderlicher umfassender Resistenztests in zweitägigen Abständen kann nicht oft genug hingewiesen werden. Nur so ist es möglich, die während der Behandlung auftretenden Resistenzen und Superinfektionen rechtzeitig zu erkennen und wirksam zu bekämpfen.

Abbildung 1 zeigt die Wirkungsspektren verschiedener Antibiotica.

Die allgemeine Abwehrschwäche der häufig bewußtlosen, atem- oder kreislaufinsuffizienten Patienten setzt eine sorgfältige Auswahl der Antibiotica voraus. Hohe Wirksamkeit, gute Verträglichkeit und Atoxizität haben übergeordnete Bedeutung. Nur die Berücksichtigung dieser Gesichtspunkte macht eine optimale Tages-Dosierung und eine Applikation hochwirksamer Substanzen bis zu mehreren Wochen möglich. Kumulation sollte vor allem bei verlangsamtem Abbau und verzögerter Ausscheidung, also bei leber- und nierengeschädigten Patienten vermieden werden. Säurestabilität und Resorption einzelner Medikamente bilden bei der meist nur parenteral möglichen Anwendungsart keine Probleme.

Über Nephrotoxizität und Kumulationsgefahr einzelner Antibiotica gibt die Tabelle 1 Aufschluß.

Tabelle 1. *Antibiotica-Einteilung nach Nephrotoxizität und Kumulationsgefahr (nach* LUNDSGAARD-HANSEN)

Nephrotoxizität	—	—	+
Kumulation	—	+	+
Antibiotica	Oxacillin	Penicillin G	Ristocetin
	Erythromycin	Methicillin	Kanamycin
	Carbenicillin	Vancomycin	Gentamycin
	Ampicillin	Streptomycin	Polymyxin B
	Cephalotin	Cephaloridin	Polymyxin E
	Chloramphenicol	Tetracyclin	

Die linke Spalte zeigt Medikamente, die weder nephrotoxisch noch kumulierend wirken, die mittlere Substanzen ohne Nephrotoxizität, jedoch mit Kumulation, die rechte Antibiotica, die sowohl nephrotoxisch als auch kumulierend sind.

5*

Zahlreiche Breitspektrumantibiotica sind zusätzlich durch eine ausgesprochene Ototoxizität belastet. Die Objektivierung dieser Nebenwirkung ist beim bewußtseinsgetrübten Patienten meist nicht möglich.

Kann die Anwendung toxischer oder kumulierender Pharmaka aufgrund des Resistenztestes nicht umgangen werden, verlangen die Richtlinien für Einzel- und Maximal-Dosierung besonders strenge Beachtung. Lokale Applikationsformen ermöglichen eine Dosisreduzierung toxisch wirkender Antibiotica auf ein Mindestmaß. Diese sind beispielsweise in der Anwendung antibioticahaltiger Aerosole und der Blaseninstillation von Cystomyacine gegeben.

Da der Abwehrschwäche des Organismus nahezu die gleiche Bedeutung wie der Virulenz der Erreger zukommt, sollte die Behandlung mit Antibiotica durch eine sinnvolle Allgemeintherapie unterstützt werden. Hierzu gehört sowohl die Eiweißsubstitution als auch die Zufuhr von Anabolica. Katabole Stoffwechsellage und Infektion führen zu einer starken Reduktion der Eiweißreserven, die durch die chloramphenicol- und tetracyclin-bedingte Störung der Eiweißsynthese erheblich potenziert wird. Reichliche Vitaminzufuhr und gleichzeitige Verabreichung von Gamma- und spezifischen Immunglobulinen fördern die humorale Abwehr.

Eigene Beobachtungen

Die Tabelle 2 gibt einen Überblick über die Gesamtverteilung unseres Krankengutes von 1967 und 1968.

Tabelle 2. *Gesamtverteilung unseres Krankengutes der Jahre 1967 und 1968 bei 642 Patienten*

	%
1. Schädelhirntraumen mit Bewußtlosigkeit	43
2. Chirurgische Risikofälle	30
3. Neurologische Erkrankungen und deren Komplikationen	16
4. Internistische Risikofälle	5
5. Reanimationsfälle	6

Zu chirurgischen Risikofällen zählen wir u. a. Tracheomalazien, stumpfe Bauchtraumen, intra- und postoperative Atem- oder Kreislaufinsuffizienzen und Gerinnungsstörungen.

Neurologische Erkrankungen und deren Komplikationen umfassen Querschnittslähmungen, Tetanusinfektionen, Myasthenia gravis, bewußtlose und ateminsuffiziente Meningitiden, Subarachnoidalblutungen und

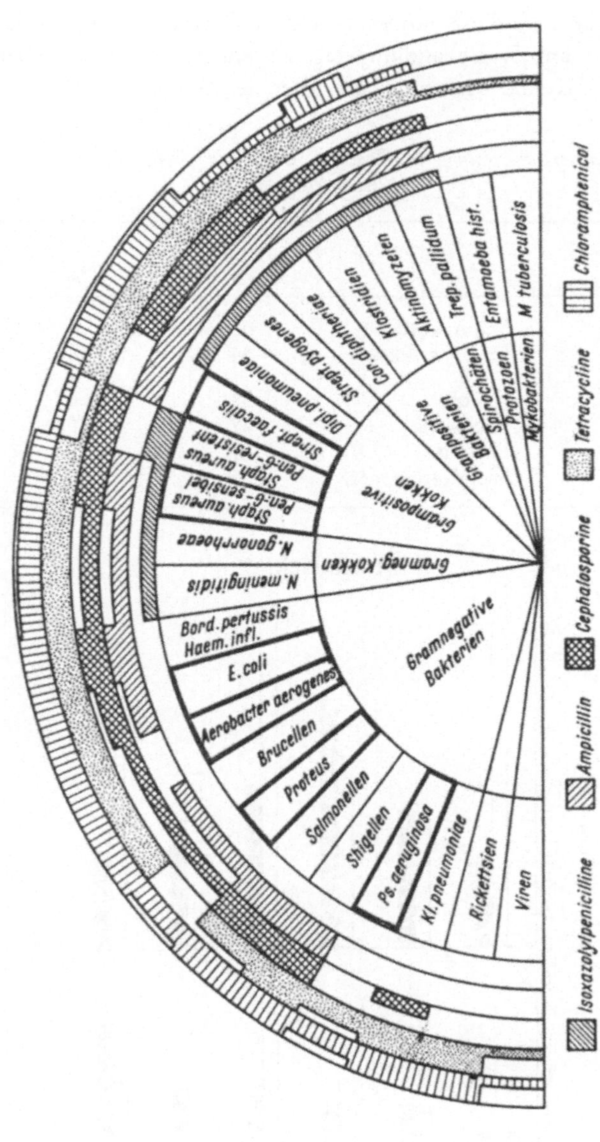

Abb. 2. Wirkungsspektrum verschiedener Antibiotica (nach WALTER, A. W., und HEILMEYER, L.) Die bei unserem Krankengut gefundenen Bakterienarten sind gekennzeichnet

Status epilepticus. Aus dem Bereich der Inneren Medizin betreuen wir Kranke mit Status asthmaticus und Herzinfarkte, die einer kontrollierten Beatmung bedürfen. Als Reanimationsfälle wurden Zustände nach Herz- und Atem-Stillstand bezeichnet.

Aus Tabelle 3 ist die Keimbesiedlung in Trachea, Urin und Stuhl von 200 Patienten am 5. Behandlungstag zu entnehmen. Das Überwiegen gramnegativer Keime wird hier besonders deutlich.

Tabelle 3. *Bakterienbesiedlung in Trachea, Urin und Stuhl bei 200 Kranken am 5. Behandlungstag*

		Trachea %	Urin %	Stuhl %
Grampositive Keime	Staph. aureus	58	4	38
	Enterokokken	34	14	
Gramnegative Keime	E. coli	54	6	
	Klebsiella	62	10	
	Proteus	17	20	
	Pseudomon. aer.	36	26	

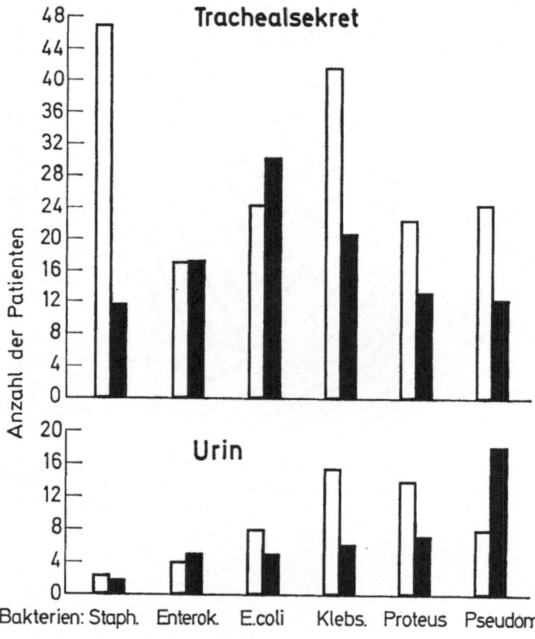

Abb. 3. Keimnachweis in Trachealsekret und Urin bei je 50 mit Chloromycetin und Cephalosporin behandelten Patienten. Chloromycetin ⬜, Cephalosporin ▬

Das Wirkungsspektrum verschiedener Antibiotica unter besonderer Berücksichtigung der bei uns gefundenen Bakterien wurde in Abbildung 2 dargestellt.

Eigene Untersuchungsergebnisse bei je 50 mit Chloramphenicol und Cephalosporinen behandelten Patienten wurden in Abbildung 3 graphisch dargestellt.

Diese Ergebnisse, die sich auf die gesamte Behandlungsdauer mit dem angegebenen Antibioticum beziehen, lassen erkennen, daß die Cephalosporine, mit denen wir unsere Antibioticabehandlung seit Abschluß der oben erwähnten Untersuchungen einleiten, dem zuvor verwendeten Chloramphenicol überlegen sind. Lücken im Wirkungsspektrum der Cephalosporine bilden die nur teilweise empfindlichen Enterokokken und der stets resistente Pseudomonas aeruginosa, den wir seit einiger Zeit mit dem völlig atoxischen Carbenicillin wirksam behandeln. Die relativ langsame Resistenzbildung der Bakterien gegen Cephalosporine und ihre gegebenenfalls mögliche Kombination mit Carbenicillin machen einen Antibioticawechsel auf toxische und kumulierende Substanzen in vielen Fällen erst nach mehreren Wochen notwendig. Bei einer erheblichen Patientenanzahl erübrigt sich dieser Wechsel ganz.

Als besonders erfreulich zeigte sich, daß die Zahl antibioticabedingter Staphylokokkenenteritiden bei der Anwendung von Cephalosporinen gering war. In einer großen Behandlungsserie wurden nur 12 % Enteritiden beobachtet, während ein mit Chloramphenicol behandeltes Patientenkollektiv gleichen Umfanges in 56 % der Fälle Staphylokokkenenteritiden aufwies.

Unsere Erfahrungen besagen, daß die Cephalosporine bei der Infektionsbekämpfung im Rahmen der Intensivbehandlung derzeit äußerst zufriedenstellende Möglichkeiten bieten.

Zusammenfassung

Die Arbeit befaßt sich mit den Problemen der Antibioticaprophylaxe und -therapie bei Intensivbehandlungsfällen, die sich aus Grundkrankheit und infektionsbedingten Komplikationen ergeben.

Allgemeine Gesichtspunkte wie das Überwiegen der gramnegativen Keime, Superinfektion, Hospitalismus und Resistenzbildung werden erörtert. Eine gezielte Therapie unter Berücksichtigung regelmäßiger Keimbestimmungen und Resistenztests wird gefordert.

Von übergeordneter Bedeutung sind Bactericidie, breites Wirkungsspektrum, gute Verträglichkeit, minimale Toxizität und Kumulation, Penicillinasefestigkeit und langsame Resistenzbildung.

Durch eigene Untersuchungen konnte erhärtet werden, daß die Cephalosporine diesen Forderungen weitgehend gerecht werden.

Summary

This paper deals with the therapeutic and prophylactic use of antibiotics in intensive-care patients.

General points of view such as the overwhelming majority of gram-negative organisms, superinfection, hospitalism and the development of resistance are recalled. The choice of the most suitable antibiotic based on regular cultures and sensitivity determinations is stressed. Of the properties of prime importance the following are mentioned: bactericidal and broad spectrum activity, lack of toxicity and cumulation, insuspectibility to penicillinase and slowly developing resistance.

The author's investigations confirm the suitability of the cephalosporins in accordance with the properties above.

Über das Verhalten von Kohlenhydrat-, Fettmetaboliten und Insulin nach Infusion verschiedener Lösungen

Eine vergleichende Studie an narkotisierten und wachen Probanden

Von **Ingrid Herrmann, J. Petzold, K. Schultis** und **C. A. Geser**

Abteilung für Anaesthesiologie der Universitätskliniken Gießen
(Direktor: Prof. Dr. H. L'ALLEMAND),
Chirurgische Universitätsklinik der Universität Gießen
(Direktor: Prof. Dr. K. VOSSSCHULTE)
und klinisch-experimentelle Abteilung der Forschungsgruppe Diabetes, München
(Leiter: Prof. Dr. H. MEHNERT)

Störungen des Kohlenhydrat- und Fettstoffwechsels unter Stressbedingungen sind seit längerer Zeit bekannt.

So konnte SCHULTIS in früheren Untersuchungen zeigen, daß die i. v. Glucosetoleranz nach Laparatomien trotz vermehrter Insulininkretion reduziert ist. Die gleichzeitig auftretende Hyperketonaemie beweist die gesteigerte Lipolyse. Dabei bleibt ein Anstieg von unveresterten Fettsäuren aus. Diese Veränderungen treten auch schon nach Frakturen auf, zu deren Behandlung weder Nahrungskarenz noch Narkosen notwendig sind. Eigene orientierende Untersuchungen am Menschen haben ergeben, daß eine Narkose allein, also ohne gleichzeitige Gewebstraumatisierung, keine der genannten Veränderungen auslöst.

Beim Vergleich der Stoffwechselwirkung verschiedener Monosaccharide am narkotisierten und unnarkotisierten Hund fanden wir deutliche Unterschiede.

Beim mit Barbitursäure narkotisierten Tier bleiben die Glucosekonzentration und der Insulinspiegel im Blut über 40 min unverändert, dagegen fällt das freie Glycerin, der Lactat- und Pyruvatspiegel deutlich ab. Unter zusätzlicher Zuckerbelastung (getestet wurde Fructose, Glucose, Sorbit, Xylit, Ribose) treten jetzt in Narkose z. T. recht unterschiedliche Reaktionen gegenüber dem nicht-narkotisierten Tier auf.

Das Ergebnis der tierexperimentellen Untersuchung bewog uns zu prüfen, ob verschiedene Infusionslösungen, wie sie heute im Rahmen der Anaesthesie routinemäßig benutzt werden, am narkotisierten und nicht-

Infusionen mit Ringerlösungen
Σ Keto-säuren
ohne - Narkose - mit
60
30
120
60
30
Freies Glycerin
ohne - Narkose - mit
60
30
120
60
30
36
32
47
31
Pyruvat
ohne - Narkose - mit
60
30
120
60
30
23
27
29
Laktat
ohne - Narkose - mit
60
30
120
60
30
28
48
245
Insulin
ohne - Narkose - mit
60
30
120
60
30
Glucose
ohne - Narkose - mit
60
30
120
60
30
Gesamt Eiweiß
ohne - Narkose - mit
60
30
120
60
30
%
15
10
5
Min.
-5
-10
-15
-20

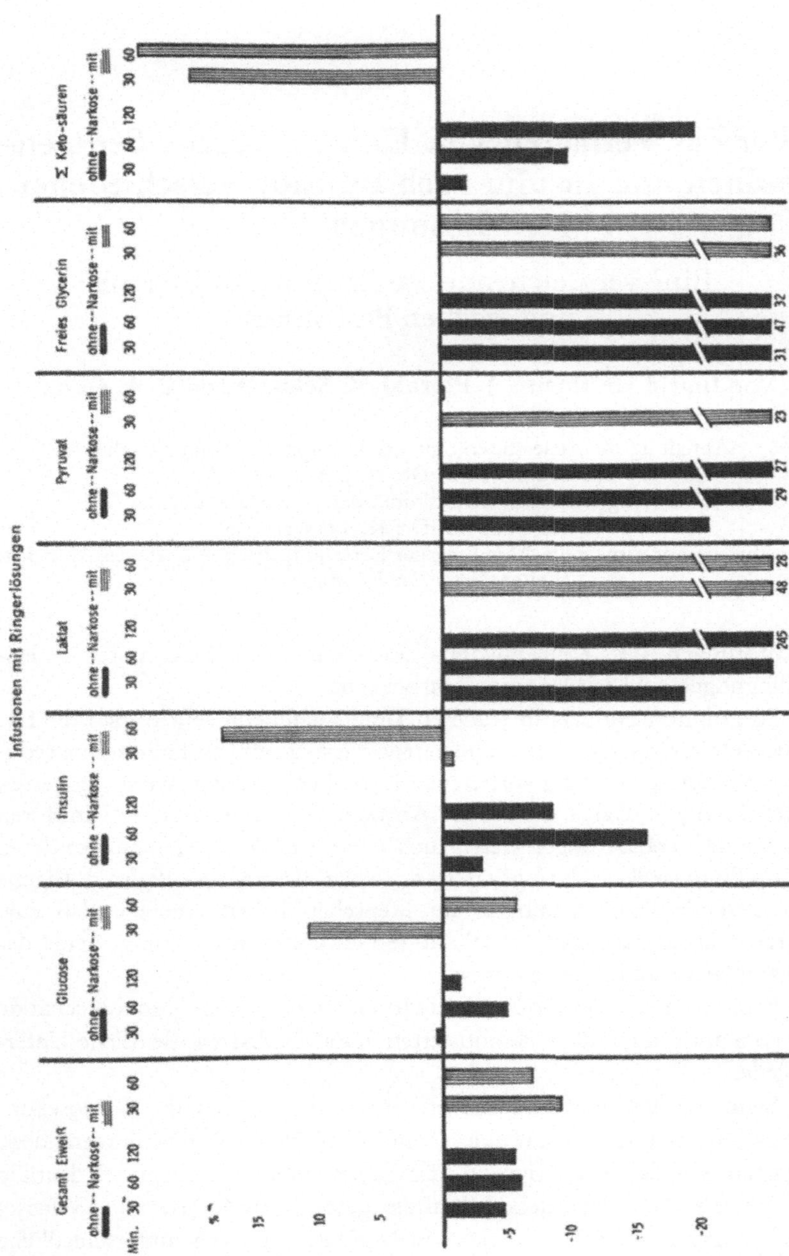

Abb. 1

Infusionen mit Haemaccel
Σ Keto-säuren
ohne -- Narkose -- mit
Freies Glycerin
ohne -- Narkose -- mit
Pyruvat
ohne -- Narkose -- mit
Laktat
ohne -- Narkose -- mit
Insulin
ohne -- Narkose -- mit
Glucose
ohne -- Narkose -- mit
Gesamt Eiweiß
ohne -- Narkose -- mit
Min.
%

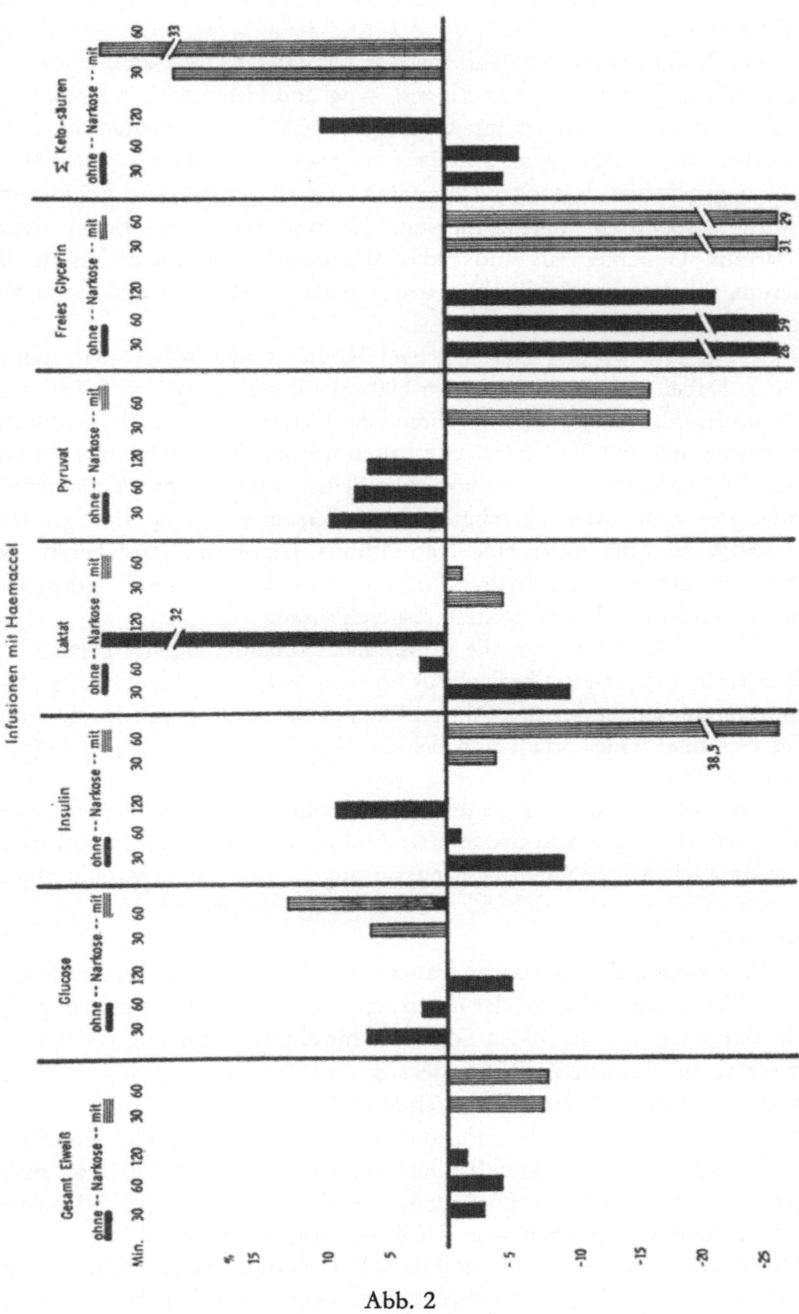

Abb. 2

narkotisierten Menschen zu unterschiedlichen Stoffwechselreaktionen führen.

Die Untersuchungen, über die hier berichtet werden soll, erstrecken sich auf die Anwendung von Ringerlösung und Haemaccel. Als Kontrollgruppe wurden 5 Männer im Alter von 25–28 Jahren herangezogen. Sie erhielten an verschiedenen Untersuchungstagen im Laufe 1 Std 600 ml der angegebenen Lösungen infundiert. Dabei wurde vor Beginn der Infusion, sowie 30 min, 60 min und 120 min nach deren Beginn freies Glycerin, Gesamteiweiß und radioimmunologisch meßbares Insulin im Serum, Glucose im Kapillarblut sowie β-Hydroxybutyrat und Acetacetat im Blut bestimmt.

In Narkose wurden nach gleichem Modus dieselben Parameter untersucht. Dabei erhielten 5 Patienten 600 ml Ringerlösung und 5 Patienten 600 ml Haemaccel infundiert. Während der Narkose, die mit Thiobarbiturat eingeleitet und mit Halothane unterhalten wurde, blieb die Spontanatmung erhalten, insofern die Blutgaskontrolle keine respiratorische Veränderung aufzeigte. Erst nach Beendigung des Versuches wurde der geplante operative Eingriff, meist eine Herniotomie, begonnen. Eine bereits bestehende latente Kohlenhydrat-Stoffwechselstörung wurde in jedem Fall durch den Sulfonyl-Harnstofftest ausgeschlossen.

Die Abbildung 1 zeigt die prozentuale Veränderung der gemessenen Stoffwechsel-Parameter nach Infusion von 600 ml Ringerlösung. Der Verdünnungseffekt der zugeführten Flüssigkeit wurde durch Bestimmung des Gesamteiweißes erfaßt und bei der Berechnung der übrigen Größen berücksichtigt.

Obwohl die hier aufgezeigten Veränderungen noch alle im normalen Streubereich liegen, also der Stoffwechselablauf sowohl am narkotisierten wie am wachen Patienten nach Ringerlösung-Infusion keine pathologischen Werte aufzeigt, lassen sich doch Unterschiede zwischen beiden Gruppen erkennen.

Im Gegensatz zum wachen Patienten tritt beim narkotisierten bereits nach 30 min eine Zunahme der Ketokörper auf. Bei beiden Gruppen spricht die Verminderung des freien Glycerins für eine Verminderung der Lipolyserate; die Tendenz zur Verbesserung der Glucoseverwertung ist für die wachen und narkotisierten Patienten in gleichem Maße gegeben.

Demgegenüber ist die Infusion von Haemaccel weniger indifferent (Abb. 2). Die nachweisbaren Verdünnungseffekte liegen bei beiden Lösungen in der gleichen Größenordnung. Die Neigung zur Hyperglykämie ist unter Haemaccel unverkennbar, der Abfall der Insulinkonzentration auffallend. Pyruvat zeigt wesentlich geringere Konzentrationsabnahmen als unter Ringerlösung, die Lactatkonzentrationen steigen beim wachen Menschen sogar an und weisen beim narkotisierten Patienten ebenfalls eine deutlich geringere Konzentrationsabnahme auf als unter Ringerlösung. Unterschiede im Verhalten des freien Glycerins als Kriterium der Lipolyserate sind zwischen den beiden Infusionslösungen nicht erkennbar, während die Ketonsäuren mit einem maximalen Anstieg auf 2,5 mg% nach 60 min bereits den Bereich einer pathologischen Hyperketonämie erreichen. Dabei ist jedoch zu bedenken, daß auch in unserem Material, wie regelmäßig unter der psychischen Belastung vor einer Operation, eine Erhöhung der Ausgangswerte im Blut nachweisbar war, so daß die Veränderung gerade dieser Stoffwechselgrößen nur mit äußerster Vorsicht interpretiert werden darf.

Zusammenfassend ist festzustellen, daß unter der Infusion mit Ringerlösung bei Nicht-narkotisierten in den gemessenen Größen des Kohlenhydrat- und Glycerinstoffwechsels keine Zeichen im Sinne von Stressreaktionen nachweisbar werden. Bei den narkotisierten Patienten dagegen finden sich metabolische Stress-Äquivalente nach 60 min für Insulin und nach 30 min für Ketokörper.

Im Gegensatz hierzu ist bei wachen und narkotisierten Probanden unter der Infusion mit Haemaccel die Tendenz zur Hyperglykämie, zum verminderten Abbau von Lactat und Pyruvat und zur verminderten Verwertung von Ketonsäuren erkennbar. Diese Unterschiede zwischen Haemaccel und Ringerlösung sind mit Ausnahme für das Lactat unter Narkose stärker ausgeprägt als bei wachen Probanden. Ein möglicher Grund dafür mag die gegenüber der Ringerlösung länger bestehende und ausgeprägtere Volumen-Wirkung des Haemaccels beim normovolämischen Patienten sein; entsprechende Nachweise unter Hypovolämie sind Ziel unserer weiteren Untersuchungen.

Zusammenfassung

Untersucht wurden die Metaboliten des Kohlenhydrat-, Fettstoffwechsels und das Insulin nach Infusion von Ringerlösung und Haemaccel an jeweils 5 stoffwechselgesunden Männern im wachen Zustand und unter Narkosebedingungen mit Halothane. Nach Ringerinfusion fanden sich am wachen Probanden in den gemessenen Größen keine Zeichen von Stressreaktionen. Beim narkotisierten Patienten traten jedoch metabolische Stressäquivalente für Insulin und die Ketokörper auf. – Im Gegensatz hierzu ist bei wachen und narkotisierten Probanden unter Haemaccel-Infusion die Tendenz zur Hyperglykämie, zum verminderten Abbau von Lactat und Pyruvat und zur verminderten Verwertung von Ketonsäuren erkennbar. Diese Unterschiede zwischen Ringerlösung und Haemaccel waren unter Narkose stärker ausgeprägt als bei wachen Probanden.

Summary

The derivates of the carbonhydrate- and fatmetabolism and insulin were investigated after infusion of Ringer's solution and Haemaccel, 5 normal persons for each group respectively. The investigations were performed in status of consciousness and anaesthesia. In consciousness during and after the infusion of Ringer's solution no signs for stress-reactions in values developed. Under anaesthesia those metabolic equivalents of insulin and the keto-bodies were to be seen. – In contrast, the infusion of Haemaccel in consciousness as like in anaesthesia induces a certain tendency to hyperglycaemia and to a reduced utilization of lactat, pyruvat and the ketonic acids. The differences between Ringer's solution and Haemaccel were more marked in anaesthesia.

Vergleichende Untersuchungen der Wirkung von Natrium-Bicarbonat und Tris-Hydroxyaminomethan (THAM) bei metabolischer Azidose

Von **J. B. Brückner**

Physiologisches Institut – Lehrstuhl Physiologie I – der Universität Göttingen
(Direktor: Prof. Dr. H.-J. Bretschneider)
und Institut für Anaesthesiologie – Klinikum Westend –
der Freien Universität Berlin (Direktor: Prof. Dr. H.-J. Eberlein)

1. Einleitung

Das optimale Zusammenspiel vieler Zellen, Organe und Enzymsysteme eines Warmblüterorganismus ist auf einen relativ engen pH-Bereich begrenzt. Veränderungen der Wasserstoffionenkonzentration werden normalerweise durch die Puffer des Blutes und der extrazellulären Flüssigkeit schnell ausgeglichen. Die Kapazität dieser Puffersysteme ist aber begrenzt, und kompensatorische Vorgänge benötigen bis zur vollen Wirkung Zeit. Deshalb muß bei allen erheblichen Abweichungen der Menge an konjugierten Basen vom Normalbereich therapeutisch eingegriffen werden.

Ein primäre Verminderung der konjugierten Basen des extrazellulären Raumes – metabolische Acidose – kann durch eine Reihe von Substanzen, die zu einer primären oder sekundären HCO_3^--Vermehrung führen, behandelt werden (1–5). In dieser Untersuchung soll über quantitative, vergleichende Untersuchungen der Wirkung von Natrium-Bicarbonat und Trishydroxyaminomethan (THAM) auf die Pufferbasen des extrazellulären Raumes berichtet werden.

2. Methodik

Die Untersuchungen wurden an 18 Bastardhunden im Gewicht zwischen 20,0 und 38,4 kg durchgeführt. 30 min nach einer Morphin-Atropin-Prämedikation (40,0 mg Morphin und 0,5 mg Atropin) wurde die Narkose mit Pentobarbital (Nembutal, Fa. Abbott, Frankfurt/Main) – 8–12 mg/kg – eingeleitet. Nach Intubation erfolgte eine kontrollierte Beatmung mit reinem Sauerstoff durch einen Engström-Respirator. Die Atmung wurde so eingestellt, daß die über einen URAS-M (Fa. Hartmann u. Braun, Frankfurt/Main) fortlaufend kontrollierte endexspiratorische CO_2-Konzentration zwischen 4,5 und 5,0 Vol.-% lag. Für die Versuche mit Tris-Puffer wurde während der Infusion der Testsubstanz und bis zu 15 min danach die Beatmung konstant gehalten. Natrium-Bicarbonat und THAM wurden 6 bzw. 7 Hunden jeweils zweimal in einer Einzeldosierung von 6,0 mval/kg infundiert. Die Konzentration der Lösungen war in allen Fällen 400 mval/l. Bei den 5 Versuchstieren der Kontrollgruppe wurde jeweils zweimal eine Infusion von 15 ml/kg 0,9%iger Kochsalzlösung durchgeführt. Die Infusion der Testsubstanz-Gesamtmenge – 300–576 ml – erfolgte in 15 min. Der Beobachtungszeitraum betrug nach jeder Infusion 2 Std.

Während der ersten Untersuchungsperiode wurde die Narkose durch 0,7 Vol.-% Halothan (Farbwerke Hoechst, Frankfurt/Main) aufrechterhalten. Danach schloß sich eine zweistündige tiefe Äthernarkose (je 40 min 15, 10 und 8 Vol.-% Äther) an, um vor der zweiten Infusion eine metabolische Acidose zu erzeugen. Während der zweiten Beobachtungsperiode wurde die Narkose durch 8 Vol.-% Äther in einem steady state gehalten. Die beiden verwendeten Inhalationsanaesthetica – Halothan und Äther – wurden mit Dräger-Vaporen verdampft.

Zur Messung des arteriellen und zentral-venösen Drucks wurden Katheter über Seitenäste der A. und V. brachialis in die Aorta ascendens bzw. in die Vena cava vorgeschoben. Während des Versuches wurden arterieller und venöser Druck, das exspiratorische CO_2 und das EKG in den Ableitungen I-III auf einem Achtkanalschreiber fortlaufend registriert. Zusätzlich erfolgte vor jeder Infusion der drei Testsubstanzen und während der folgenden zweistündigen Beobachtungsperiode (Meßintervalle 15–60 min) die Messung folgender Parameter: pH, pCO_2, Standard-Bicarbonat, Base excess und die arterielle Sauerstoffsättigung (AO-Oxymeter, Fa. Hellige, Freiburg). Alle Blutentnahmen erfolgten in heparinisierte Glasspritzen. Der Säuren-Basenstatus des Blutes wurde nach Astrup ermittelt und nach Severinghaus[1]) korrigiert.

Ein in die Harnblase eingelegter Katheter ermöglichte die Messung der Urinausscheidung. Über die gesamte Versuchsdauer wurden zusätzlich 1000 ml 10%ige Glucose mit Zusatz von 50 g Laevulose gleichmäßig infundiert.

3. Ergebnisse

Die erste Abbildung zeigt die mittleren Veränderungen der Wasserstoffionenkonzentration des arteriellen Blutes während des Ablaufes der Bicarbonat-, THAM- und Kontrollversuche. Die Infusionen der Test-

---

[1]) Blutgasrechenschieber, Fa. Hillerkus, Krefeld.

substanzen erfolgten in den Zeitintervallen 0–15 und 240–255 min. Nach Bicarbonat und THAM führte dies jeweils zu einem starken Abfall der Wasserstoffionenkonzentration, verglichen mit der Kontrollserie. Die auf die erste Versuchsperiode folgende tiefe zweistündige Äthernarkose bewirkt eine erhebliche H-Ionen-Vermehrung, die in den Kontrollversuchen bis zum Versuchsende stetig zunimmt. In den Versuchen mit Bicarbonat und den Kontrollen wurde das pCO_2 durch kontrollierte Beatmung im Normbereich gehalten. Die Änderungen der Wasserstoffionenkonzentration sind deshalb der metabolischen Komponente des Säure-Basen-Haushaltes zuzuordnen. In der THAM-Serie kam es unter der Infusion zu einer starken Abnahme des pCO_2. Das Maximum des verminderten CO_2-Gehaltes des arteriellen Blutes lag, im Mittel mit —13,2 bzw. —6,9 Torr gegenüber dem Ausgangswert, für beide Versuchsperioden am Ende der THAM-Infusion. Die Verminderung des arteriellen pCO_2 ließ sich bis 30 min nach Infusionsbeginn nachweisen. Die starke initiale Abnahme der Wasserstoffionen-

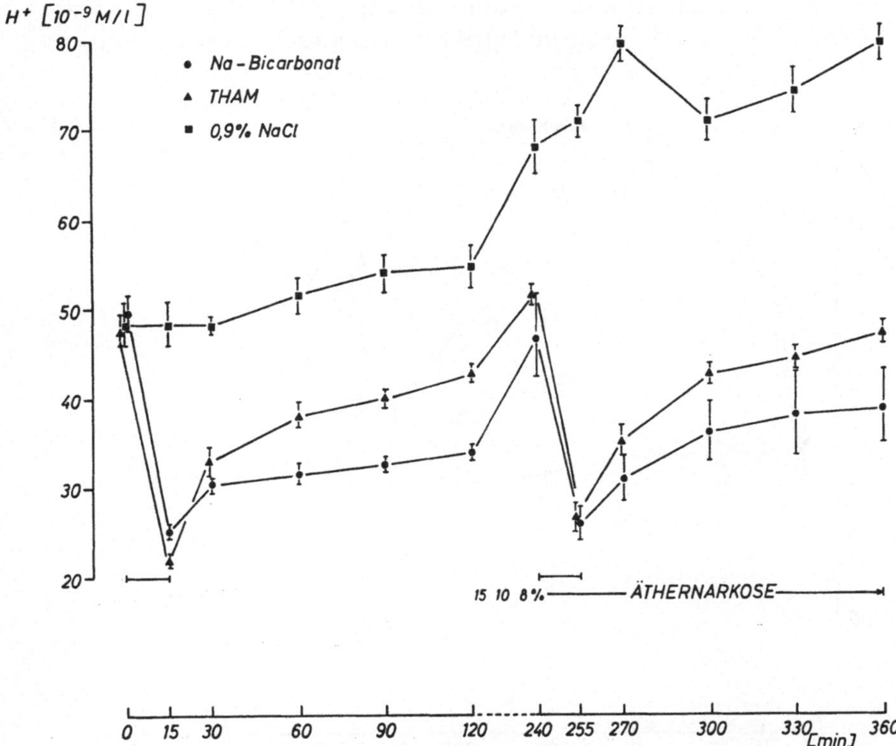

Abb. 1. Das Verhalten der Wasserstoffionenkonzentration des arteriellen Blutes ($\bar{x} \pm s_{\bar{x}}$) nach zweimaliger Infusion von 6,0 mval/kg Natriumbicarbonat ($n = 6$), 6,0 mval/kg THAM ($n = 7$) und 15 ml/kg 0,9 %iger NaCl ($n = 5$). Infusionszeiten: 0–15 min, 240–255 min

konzentration nach THAM ist damit im Vergleich zu Bicarbonat z.T. durch respiratorische Einflüsse verstärkt worden.

In der zweiten Abbildung wurde das Verhalten der Gesamtmenge an konjugierten Basen – der Base excess – für die drei Testsubstanzen über die Versuchsdauer gemittelt dargestellt. Um die in dieser Abbildung bereits erkennbaren Unterschiede der Wirkung gleicher Dosen von Bicarbonat und THAM auf das Säure-Basen-Gleichgewicht besser zu erfassen, wurde als Maß die Änderung des Base excess (ΔcBE) gegenüber dem Ausgangswert vor Infusion der Testsubstanz gewählt. In Abbildung 3 wurden die Mittelwerte des ΔcBE nach 6,0 mval/kg Natrium-Bicarbonat und THAM im Vergleich zur Kontrollserie für die erste Versuchsperiode dargestellt. Unmittelbar nach der Infusion von Bicarbonat wurde eine mittlere BE-Änderung von +22,0 mval/l gemessen. Bis 2 Std nach Infusionsbeginn war noch ein ΔcBE von +12,8 mval/l vorhanden. Die gleiche Dosis Trispuffer führte im Vergleich dazu unmittelbar nach der Applikation nur zu einer mittleren Base excess-Zunahme von +15,6 mval/l. Danach wurde eine relativ schnelle Abnahme der konjugierten Basen beobachtet; der Endwert nach 2 Std lag im Mittel bei +3,3 mval/l. In der Kontrollserie

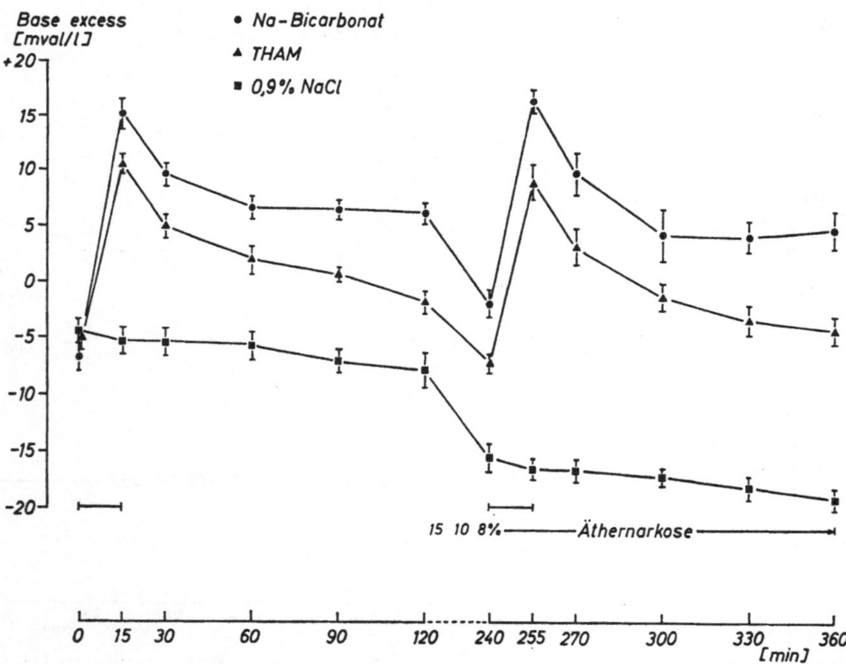

Abb. 2. Das Verhalten des Base excess ($\bar{x} \pm s_{\bar{x}}$) nach zweimaliger Infusion von 6,0 mval/kg Natriumbicarbonat ($n = 6$), 6,0 mval/kg THAM ($n = 7$) und 15 ml/kg 0,9 %iger NaCl ($n = 5$). Infusionszeiten: 0–15 min, 240–255 min

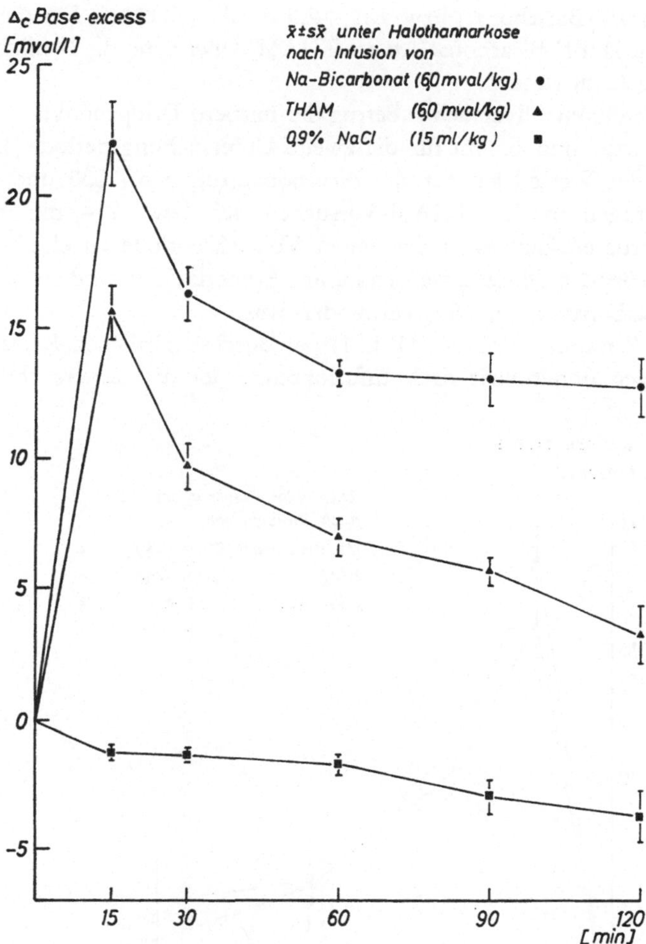

Abb. 3. Die Änderung des Base excess (ΔcBE) gegenüber den Ausgangswerten
(Halothannarkose, erste Versuchsperiode) nach Infusion von 6,0 mval/kg Natrium-
bicarbonat ($n = 6$), 6,0 mval/kg THAM ($n = 7$) und 15 ml/kg 0,9 %iger NaCl
($n = 5$). (Mittelwerte $\pm$ Standardabweichungen des Mittelwertes)

kam es zu keiner Alkalisierung. Die Unterschiede im Verhalten des ΔcBE-
Bicarbonat : THAM waren mit $P < 0,01$ signifikant.

Da während der zweiten Versuchsperiode die metabolische Acidose
durch die Äthernarkose unterhalten wurde, finden sich niedrigere Werte
für den ΔcBE (Abb. 3). Das Maximum der Alkalisierung liegt für Bicarbonat
mit $+18,4$ mval/l und für THAM mit $+15,9$ mval/l unmittelbar nach
Infusionsende. Die Abfallkurve der konjugierten Basen verläuft im Vergleich zur ersten Periode steiler und zeigt für beide untersuchten Substanzen
keine Unterschiede. Der ΔcBE liegt 2 Std nach Infusionsbeginn bei

+6,0 mval/l (Bicarbonat) bzw. bei +2,9 mval/l (THAM). Für die Unterschiede im ΔcBE Bicarbonat/Äther: THAM/Äther kann die Nullhypothese nicht abgelehnt werden.

Bei den Kontrollversuchen betrug die mittlere Urinproduktion 187 ml für die erste und 63 ml für die zweite Untersuchungsperiode. Die entsprechenden Werte lagen für die Bicarbonatgruppe bei 338 und 282 ml und betrugen in den THAM-Versuchen 485 bzw. 214 ml. Bei den Trispuffertieren kam es in der ersten Versuchsperiode zu einer deutlich überschießenden Diurese, während unter Äther die Urinproduktion gegenüber Bicarbonat ca. um 25% vermindert war.

Eine Zusammenstellung (Tab. 1) der durchschnittlichen Kreislaufveränderungen unmittelbar nach Infusionsende der drei untersuchten Sub-

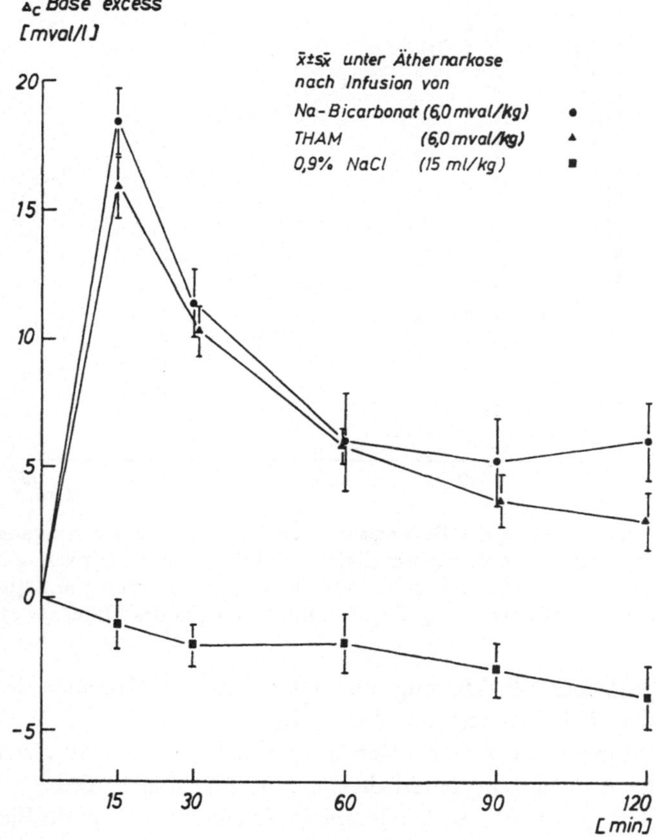

Abb. 4. Die Änderung des Base excess (ΔcBE) gegenüber den Ausgangswerten (Äthernarkose, zweite Versuchsperiode) nach Infusion von 6,0 mval/kg Natriumbicarbonat ($n = 6$), 6,0 mval/kg THAM ($n = 7$) und 15 ml/kg 0,9%iger NaCl ($n = 5$). (Mittelwerte $\pm$ Standardabweichungen des Mittelwertes)

Tabelle 1. *Die Änderung des arteriellen Mitteldrucks, des mittleren venösen Drucks und der Pulsfrequenz nach Infusion von 6,0 mval/kg Natriumbicarbonat, 6,0 mval/kg THAM und 15 ml/kg 0,9%iger NaCl in 15 min (I = erste Infusion, II = zweite Infusion)*

Nr.	$\Delta\bar{P}a$ (mmHg) I	$\Delta\bar{P}a$ (mmHg) II	$\Delta\bar{P}v$ (mmHg) I	$\Delta\bar{P}v$ (mmHg) II	ΔPf (1/min) I	ΔPf (1/min) II
Natriumbicarbonat						
21	–	+ 9	+1,2	+2,1	−16	+ 6
22	+ 5	+ 5	+0,8	+3,4	+ 8	0
23	+ 7	–	+0,7	–	+38	–
25	+ 1	− 5	+4,7	+3,2	00	+28
26	− 3	− 1	+2,5	−0,5	−12	+16
27	− 1	–	+2,8	+7,0	+28	+30
$\bar{x}$	+ 1,8	+ 2,0	+2,1	+3,0	+ 7,7	+16,0
$s_{\bar{x}}$	1,9	3,1	0,6	1,2	8,8	5,9
THAM						
28	−14	−15	−0,1	+0,3	+ 4	−10
29	−14	−11	+3,5	+2,3	− 8	−22
30	− 7	−52	+2,0	−0,3	–	−18
31	−32	−21	+2,0	+2,8	− 4	+15
32	− 6	−35	+1,9	+4,0	+ 8	− 8
33	−10	−15	–	+2,2	+ 4	− 4
37	−31	−36	+4,3	−2,6	–	–
$\bar{x}$	−16,3	−26,4	+2,3	+1,2	+ 0,8	− 7,8
$s_{\bar{x}}$	4,1	5,7	0,6	0,8	2,9	5,3
0,9 % NaCl						
38	+26	+ 8	+0,6	+2,3	+18	− 6
39	+ 4	+ 2	−0,7	−0,3	−10	− 4
40	−13	+ 8	+0,2	+4,5	−12	− 6
41	+12	+10	+1,3	+1,4	− 6	0
43	+ 2	–	−1,8	+0,5	+34	–
$\bar{x}$	+ 6,2	+ 7,0	−0,1	+1,7	+ 4,8	− 4,0
$s_{\bar{x}}$	6,4	1,7	0,5	0,8	9,1	1,4

stanzen zeigt, daß nach THAM der arterielle Mitteldruck abfällt (—16, —26 Torr). Im Verhalten von Venendruck und der Pulsfrequenz waren innerhalb der Versuchsgruppen keine signifikanten Änderungen zu beobachten. Die arterielle Sauerstoffsättigung lag bei allen Messungen über 97%.

4. Diskussion und Zusammenfassung

Der quantitative Vergleich der Wirkungen von Natrium-Bicarbonat und THAM bei metabolischer Acidose erlaubt nach den vorliegenden Ergebnissen folgende Schlußfolgerungen:

1. Bei Applikation von 6,0 mval/kg Natrium-Bicarbonat und THAM beträgt der durch THAM initial erreichte Grad der Alkalisierung nur 75% des Bicarbonatwertes. Der Base excess-Abfall nach THAM verläuft steiler, so daß 2 Std nach Beginn der Infusion der Testsubstanz nur noch 26% des entsprechenden Bicarbonatwertes zu messen waren. Diese Aussagen über das quantitativ unterschiedliche Verhalten gleicher Mengen Trispuffer und Natrium-Bicarbonat gelten nur für eine metabolische Acidose mit normaler Nierenfunktion. Die nach THAM schnell einsetzende osmotische Diurese erklärt den zwischen beiden Puffern bestehenden Wirkungsunterschied (1–4).

2. Ist bei bestehender metabolischer Acidose die Diurese eingeschränkt, so zeigen gleiche Dosen Natrium-Bicarbonat und THAM ein quantitativ ähnliches Verhalten.

3. Im Vergleich zu den Kontrollversuchen und der Bicarbonatserie kam es nach THAM zu einer ausgeprägten Verminderung des pCO_2 und einem Blutdruckabfall.

4. Aus den Ergebnissen der vorliegenden Untersuchung wird gefolgert, daß Natrium-Bicarbonat dem Trispuffer in der Behandlung der schweren metabolischen Acidose überlegen ist.

5. Summary

Experiments were made to study the influence of sodium bicarbonate and THAM on acid-base-equilibrium, and on metabolic acidosis produced by a deep ether anaesthesia in dogs.

1. The initially induced degree of alcalisation by THAM was only 75% of the Bicarbonate-value. The decrease of base-excess after THAM ran more sharply, so that two hours after the application of the test substance the increase of the conjugated bases in the blood was measured at only 26% of the related bicarbonate value. Those statements concerning the quantitatively different action of equal portions of THAM and sodium-bicarbonate apply only for a metabolic acidosis with a normal kidney-function.

2. In a state of oliguria equal dosis of bicarbonate and THAM reveal a quantitatively similar action.

3. In comparison to the control experiments and to the bicarbonate series a definite decrease of pCO_2 and a decrease of blood pressure was seen after THAM.

4. We can conclude from the results of the present investigation, that sodium bicarbonate is superior to THAM in the treatment of severe metabolic acidosis.

6. Literatur

1. BLEICH, H. L., SCHWARTZ, W. B.: Tris buffer (THAM), an appraisal of its physiologic effects and clinical usefulness. New Engl. J. med. **274**, 782 (1966).
2. COHEN, R. D., SIMPSON, B. R., GOODWIN, F. J., STRUNIN, L.: The early effects of sodium bicarbonate and sodium lactate on intracellular hydrogen ion activity. Clin. Sci. **33**, 233 (1967).
3. NAHAS, G. G.: The pharmacology of TRIS-(hydroxymethyl)-aminomethane Pharmacol. Rev. **14**, 447 (1962).
4. ZIMMERMANN, W. E.: Der Trispuffer in klinischer Anwendung. Dtsch. med. Wschr. **88**, 1305 (1963).
5. BRÜCKNER, J. B.: Vergleichende Untersuchungen der Wirkung von Natrium-Lactat, -Acetat und -Malat bei metabolischer Acidose. Anaesthesist **19**, 219 (1970).

Für wertvolle technische Assistenz möchte ich Fräulein H.-M. KABUS, Frau M. JOST, Fräulein B. BROCKSCHNIEDER und Frau J. MARQUARDT danken.

TEIL II

Grenzen der Wiederbelebung und Intensivtherapie

Podiumsgespräch

Hutschenreuter: Auch zum zweiten Rundgespräch des heutigen Tages darf ich Sie alle herzlich willkommen heißen. Insbesondere möchte ich alle Herren der Gesprächsrunde begrüßen und ihnen für ihr Kommen und ihr Mitwirken meinen Dank aussprechen. Dieser Dank gilt vor allem Herrn Prof. WIEMERS, der freundlicherweise die Leitung und die damit zwangsläufig verbundene Arbeit übernommen hat. Über die Aktualität der Thematik, auch wenn sie schon des öfteren erörtert worden ist, noch Worte zu verlieren, hieße Eulen nach Athen tragen. Mit zunehmender Entwicklung der Intensivtherapie und der Organtransplantation werden uns die damit zusammenhängenden Fragen und Probleme in Zukunft sicher noch mehr beschäftigen als in der jüngsten Vergangenheit. Um so gespannter und dankbarer sind wir deshalb, von Experten über die augenblicklichen Anschauungen informiert zu werden. In diesem Sinne darf ich nicht nur das Wort, sondern auch die Wortführung Herrn Prof. WIEMERS übergeben.

Wiemers: Bei den heutigen Möglichkeiten der Reanimation und der Intensivtherapie liegt das Leben eines Patienten oft im wahrsten Sinne des Wortes in unserer Hand!

Die Erfolge der Intensivtherapie erfüllen uns mit Stolz, verpflichten uns aber auch zu einem optimalen Einsatz. Wir müssen uns Rechenschaft ablegen, ob und in welchen Grenzen wir berechtigt sind, dem Schicksal in den Arm zu fallen und uns zum Herrn über Leben und Tod zu machen.

Wir müssen uns bewußt bleiben, daß der Tod etwas anderes ist als eine „technische Panne im biologischen Geschehen"; daß er Ende und Ziel eines jeden Menschenlebens darstellt und daß die Todesstunde von alters her auch als feierlicher und erhabener Abschluß menschlicher Bestimmung empfunden wurde. Wir müssen darauf bedacht sein, daß unsere Maßnahmen zur Lebensverlängerung und Wiederbelebung nicht zum Selbstzweck werden, daß sie nicht nur dazu dienen, unseren auf technische Perfektion bedachten Ehrgeiz zu befriedigen.

Unsere Maßnahmen zur Wiederbelebung und Intensivtherapie müssen dort ihre Grenzen finden, wo die wahren Interessen des Kranken aufhören; sei es, daß er selbst diese Lebensverlängerung nicht mehr wahrnimmt, sei es, daß sie für ihn nur eine Qual bedeutet oder daß sie die Würde des Sterbens verletzt. Schließlich müssen wir, auch im Interesse der Gesellschaft, bemüht sein, zwischen Gebotenem und Nutzlosem, zwischen Sinn und Widersinn Grenzen zu ziehen. Unser heutiges Gespräch soll dazu beitragen, diese Probleme zu klären und jedem einzelnen die Entscheidung am Krankenbett zu erleichtern.

Ich möchte Ihnen nun die Gesprächsteilnehmer vorstellen: Prof. LINDER, Ordinarius für Chirurgie in Heidelberg, war federführend in der Kommission der *Deutschen Gesellschaft für Chirurgie* über „Reanimation und Organtransplantation". Er wurde in dieser Funktion unterstützt durch Doz. Dr. WAWERSIK, der als Oberarzt der Anaesthesie-Abteilung der Heidelberger Univ.-Kliniken angehört. Prof. LOEW ist Ordinarius für Neurochirurgie an der Universität Homburg/Saarbrücken. Dr. BUSHART leitet die EEG-Abteilung der Neurologischen Univ.-Klinik in Hamburg-Eppendorf und ist ständiger Berater der dortigen Anaesthesie-Abteilung und deren Intensivbehandlungsstation. Prof. HIRSCH ist Direktor am Institut für normale und pathologische Physiologie in Köln, und Ministerialrat WEISSAUER dürfte den meisten Kollegen durch seine zahlreichen Arbeiten auf dem Gebiet des Arztrechtes und speziell der Rechtsstellung des Anaesthesisten bekannt sein. Prof. SPANN ist Ordinarius für Gerichtliche Medizin in Freiburg/Br. und Prof. HINDERLING Ordinarius für Zivilrecht in Basel. Zuletzt nenne ich meinen engsten Fachkollegen, Prof. STEINBEREITHNER vom Institut für Anaesthesiologie in Wien.

Zu Beginn möchte ich das natürliche Sterben als Ereignis hohen Alters oder als Abschluß einer progredient verlaufenden Krankheit besprechen, denn ich glaube, daß sich die Grundsätze, ob man überhaupt eine Reanimation einleiten soll und in welchen Fällen sie als überflüssig abzulehnen ist, an diesem einfachen Beispiel verdeutlichen lassen.

Als zweiten Punkt möchte ich den unerwarteten klinischen Tod besprechen, den Tod bei „noch nicht abgelaufener Lebensuhr", wobei in der Regel eine Reanimation zu versuchen ist.

Als dritten Punkt möchte ich ein spezielles Problem herausgreifen, nämlich Patienten mit einer progredienten respiratorischen Insuffizienz, bei denen das Grundleiden nicht zu beeinflussen und daher meist keine definitive Besserung zu erreichen ist. Zuweilen läßt sich durch künstliche Beatmung eine Remission erzielen, in anderen Fällen sind diese Patienten ohne den Respirator nicht mehr lebensfähig. Dieses Problem erscheint vielleicht für den Juristen weniger aktuell, gewinnt aber in den Intensivbehandlungsstationen zunehmend an Bedeutung und beschäftigt uns sehr stark.

Danach kommen wir zu den Problemen der partiellen Wiederbelebung, also den Fällen, bei denen die Reanimation zwar zur Wiederherstellung des Kreislaufs führt, die Hirnfunktion aber nicht oder nur teilweise wiederhergestellt wurde. Bei diesen Patienten erhebt sich die Frage, wie lange Reanimationsmaßnahmen fortgesetzt werden sollen und wann der Patient als tot anzusehen ist. Bekanntlich wird dieses Problem vor allem unter dem

Gesichtspunkt diskutiert, daß ein soeben Verstorbener als Organspender in Frage kommt, um einem anderen Schwerstkranken zu neuer Lebenshoffnung zu verhelfen. Im Augenblick beurteilt man allerdings die Entwicklung der Organtransplantation offenbar etwas zurückhaltender, so daß diese Frage nicht ganz so dringlich erscheint, vor allem, was die Herztransplantation betrifft. Wir werden dabei über die Kriterien des Hirntodes zu diskutieren haben und die Folgerung, wann man ein Organ entnehmen darf.

Zum ersten Gesprächspunkt bitte ich Herrn STEINBEREITHNER, das Wort zu ergreifen.

Steinbereithner: Herr WIEMERS hat mich in seiner Einleitung vor ein ziemlich schwieriges Thema gestellt, und ich muß Sie von vornherein um Entschuldigung bitten, wenn ich viele Probleme nur anreißen, aber nicht für jeden Fall eine Lösung anbieten kann. Prinzipiell ergibt sich kein wesentlicher Unterschied, ob es sich um natürliches Sterben als Ergebnis hohen Alters oder einer progredienten Krankheit handelt. Ebenso kann man heute kaum mehr einen Unterschied machen zwischen sogenannten „ordentlichen" und „außerordentlichen" Maßnahmen, wie es z.B. noch in der Diskussion geschah, die HAID seinerzeit angeregt hat, denn die „außerordentlichen" Maßnahmen der Reanimation gehören heute zum allgemeinen Handwerkszeug, das auch Laien gelehrt wird. Ich möchte aber einschränkend fordern, daß der behandelnde Arzt, der das Krankheitsbild kennt, die Verantwortung nicht scheuen und daher entscheiden soll, ob eine Wiederbelebung eingeleitet wird oder nicht.

Ein Beispiel: Ein Patient mit chronischer Urämie, der nach monatelanger Dialyse plötzlich einen Herzstillstand erleidet, sollte, meiner Meinung nach, nicht wiederbelebt werden, falls feststeht, daß eine Wiederherstellung der Nierenfunktion nicht zu erwarten ist und eine Transplantation nicht in Betracht kommt. Wenn dieses Ereignis aber *während* einer Dialysebehandlung als zusätzliche Komplikation eintritt, wird jeder mit mir einer Meinung sein, daß dann eine Reanimation versucht werden muß. – Ein anderes Problem: Wir haben ein recht aktives kardiologisches Reanimationsteam; vor allem jüngere Kollegen haben uns nun häufig „reanimierte" Patienten zur Behandlung auf der Intensiv-Station angeboten – mit schlagendem Herzen und schönem EKG, aber mit zerbrochenen Rippen und irreversibel anoxisch geschädigtem Gehirn. In diesen Fällen muß man mit Nachdruck darauf hinweisen, daß jeder Reanimation durch die Art des Grundleidens und durch die Zeitspanne, die zwischen dem Ereignis und dem Beginn der Reanimation verstrichen ist, Grenzen gezogen sind.

Wiemers: Wenn der Tod als Endzustand eines chronisch progredient verlaufenden Leidens eintritt, sind wir wohl übereinstimmend der Meinung, daß eine Reanimation nicht gerechtfertigt wäre. Bei der terminalen Urämie ist das angesichts der heutigen Möglichkeiten der extrakorporalen Dialyse schon etwas anders. Schwieriger ist es bei Patienten in höherem Alter, denn da kommt es auf das biologische Alter an, und das ist im wesentlichen bestimmt durch die Alterungsprozesse der Gefäße und des Gehirns – Dinge, die sich in dieser Situation einer objektiven Beurteilung entziehen. Man kann durchaus verschiedener Meinung darüber sein, ob man bei einem bisher gesunden 70jährigen eine Wiederbelebung versuchen sollte oder nicht. Ich glaube, daß uns hierzu der Jurist etwas zu sagen hat.

Weissauer: Die Problematik führt hinein in die Frage, wann der Arzt verpflichtet ist, eine Behandlung zu beginnen und wann er berechtigt ist, eine begonnene Behandlung zu beenden. Im Ausgangspunkt besteht heute wohl kein Zweifel mehr darüber, daß der Patient mit dem Aussetzen von Herz und Kreislauf noch nicht im medizinischen Sinne tot ist oder es jedenfalls nicht sein muß. Der Organtod des Gehirnes, auf den nach den heutigen Erkenntnissen abzustellen ist, tritt nicht sofort mit dem Stillstand von Herz und Kreislauf ein, sondern erst nach einer gewissen Zeitspanne. Der Patient ist in dem Moment, mit dem wir uns befassen, also noch nicht definitiv tot, Behandlungsmöglichkeiten bestehen noch. Ob sie erfolgreich sind oder nicht, wird sich in dieser Situation nicht von vornherein mit Sicherheit beurteilen lassen. Hat der Arzt die Behandlung eines Patienten übernommen, so ist er verpflichtet, ihn ordnungsgemäß zu behandeln. Dazu gehört, daß er die den medizinischen Erkenntnissen entsprechenden Behandlungsmöglichkeiten ausschöpft, also auch die der Reanimation. Davon gibt es gewisse Einschränkungen! Die wichtigste wird selten erwähnt. Die Behandlungspflicht endet, wenn der Patient nicht mehr behandelt werden will, weil ärztliche Eingriffe grundsätzlich von der Einwilligung des Patienten abhängen. Beim bewußtlosen Patienten können wir uns allenfalls am mutmaßlichen Willen orientieren. Der Patient könnte von vornherein geäußert haben: Führt meine Krankheit zum klinischen Tod, so will ich nicht wiederbelebt werden. Damit endet die Verpflichtung des Arztes, eine solche Wiederbelebung vorzunehmen. Es gibt seltene Fälle, in denen der Wille des Patienten, der eine ärztliche Behandlung ablehnt, nicht beachtlich ist, vor allem beim Selbstmörder. Hier muß der Arzt unter Umständen auch gegen den Willen des Patienten behandeln. Sonst aber entscheidet der Patient!

Die zweite Situation, in der m.E. nicht reanimiert werden muß, ist gegeben, wenn die Reanimation nach medizinischer Erfahrung bestenfalls zu einer vorübergehenden Wiederherstellung von Herztätigkeit und Kreislauf führt, die Bewußtlosigkeit aber irreversibel ist. Schließlich ist auch der Fall denkbar, daß zwar das Leben kurzzeitig verlängert werden kann und sogar das Bewußtsein zurückkehrt, diese Verlängerung aber für den Kranken nur Qual und Leiden bedeutet. Ob man diese Fälle anerkennen soll, führt weit hinein in die Fragen der ärztlichen Ethik, in die Frage, worin die Aufgabe des Arztes liegt. Hier sollten wir uns an der ärztlichen Berufsordnung orientieren: Aufgabe des Arztes ist es danach, das Leben zu erhalten, die Gesundheit zu schützen und wiederherzustellen sowie Leiden zu mildern. Hier kollidiert also die Pflicht, Leben zu erhalten, mit der Aufgabe, Leiden zu mildern. Ich glaube, wenn es nur noch ein kurzfristiges qualvolles Leben sein kann, bei progredienter Erkrankung beispielsweise, könnten wir sagen, hier geht die Verpflichtung vor, dem Patienten Leiden zu ersparen. Es heißt nämlich weiter: Der Arzt übt seinen Beruf nach den Geboten der Menschlichkeit aus. Ich glaube, es ist ein Gebot der Menschlichkeit, einen Patienten mit aussichtsloser Prognose nicht ins Leben zurückzurufen, wenn dies nichts anderes bedeutet als eine Verlängerung des Sterbens.

Wiemers: Ich wollte dieses Beispiel nur zum Anlaß nehmen, herauszustellen, daß es nicht, wie man oft hört, Aufgabe und Pflicht des Arztes ist, das Leben um jeden Preis zu verlängern; daß es insbesondere nicht Aufgabe des Arztes ist, das *Sterben* zu verlängern, wenn der Patient es nicht wünscht oder wenn es ihm nicht wirklich hilft. Ganz anders sieht es natürlich aus, wenn es sich um einen jüngeren Patienten handelt, bei dem man den Tod nicht als zwangsläufigen Schlußpunkt eines abgelaufenen Lebens ansehen kann und bei dem auch bisher keine schwerwiegende Krankheit bekannt war.

Wenn also etwa ein 48jähriger plötzlich zusammenbricht, dann ist hinsichtlich der Ätiologie alles offen. Mit einer gewissen Wahrscheinlichkeit kann man einen Herzinfarkt annehmen, und wir wissen, daß die Prognose dabei nicht infaust ist, auch wenn zunächst die Symptome des klinischen Todes eingetreten sind mit Bewußtlosigkeit, Herzstillstand und Weitwerden der Pupillen. Es gibt durchaus Patienten, die bei dieser Situation erfolgreich wiederbelebt wurden und Jahre überlebt haben. Muß der Arzt in einem solchen Fall, also beim plötzlichen Tod aus scheinbarer Gesundheit, unter allen Umständen eine Reanimation versuchen, und wie weit gehen hier seine Verpflichtungen?

Linder: Herr WEISSAUER hat ja gerade definiert, wozu wir verpflichtet sind. Wie weit die Verpflichtung zur Anwendung von Reanimationsmaßnahmen geht, wird stets von der geäußerten Situation abhängen. Da müßte man wohl unterscheiden, ob dieser plötzliche und unerwartete Todesfall innerhalb einer Klinik oder sogar in einem Operationsraum eintritt – das wäre der günstigste Casus. Sie alle kennen ja solche Fälle, wo das Leben durch Behebung eines Herzstillstandes gerettet wurde: Etwa eine 35jährige Frau mit fulminanter Lungenembolie am 8. Tag nach einer Leistenbruch-Operation, die durch sofortige Intubation und Herzmassage im Krankenbett und anschließende Embolektomie aus der Art. pulmonalis gerettet wurde; oder ein Kammerflimmern im Anschluß an eine Herzoperation, das im Aufwachraum sofort diagnostiziert und durch elektrische Defibrillation behoben wurde. Auch die curarisierten Tetanus-Patienten zähle ich hierzu, bei denen es durch Diskonnektion zwischen Trachealtubus und Respirator zum hypoxischen Herzstillstand kam. In all diesen Fällen kommt es darauf an, sofort zu handeln, und hierzu sind wir selbstverständlich verpflichtet. Ob wir Erfolg haben, wird sich im weiteren Verlauf zeigen, und hierüber werden wir noch sprechen.

Es gibt aber auch aussichtslose Wiederbelebungsversuche, die Schlagzeilen in der Presse machten: Wo ein Ertrunkener nach einer halben Stunde aus dem Wasser gezogen und mit einem Taschenmesser auf dem Boden des Schwimmbades thorakotomiert wurde. In Großbritannien wurde ein Fall zitiert, wo im Regen vor einem Warenhaus – es regnet dort ja oft – ein Passant zusammenbricht und ein junger Medizinalassistent auf ihn stürzt, mit seinem Messer den Thorax eröffnet, ohne eine andere Beatmungsmöglichkeit zu haben als die Mundbeatmung; die einzige Hilfe, die er hatte, war ein freundlich über den offenen Thorax gehaltener Regenschirm. Das ist natürlich eine inadäquate Reanimation, und sie ist auch m. E. vom ärztlichen Ethos her nicht zu verantworten.

Weissauer: Um unsere Diskussion mit der rechtlichen Systematik zu verbinden, darf ich vielleicht sagen: Wir haben es hier mit einer Unterlassung der evtl. gebotenen ärztlichen Behandlung zu tun. Im Strafrecht wird die Unterlassung, unter gewissen Voraussetzungen, dem aktiven Tun gleichgestellt. Es sind zwei Voraussetzungen: 1. daß eine Rechtspflicht zum Handeln besteht. Der Arzt, der die Behandlung eines Patienten übernimmt, hat die Rechtspflicht, ihn unter Ausschöpfung der medizinischen Behandlungsmöglichkeiten zu versorgen. Mit den Grenzen dieser Behandlungspflicht in den Fällen der Reanimation haben wir uns bereits befaßt. 2. Der Arzt braucht nur die Behandlungsmaßnahmen zu ergreifen, die nach den medizinischen Erfahrungen eine Erfolgsaussicht haben. Eine aussichtslose Behandlung, wie eine intrathorakale Herzmassage auf dem Asphalt im Regen, braucht nicht unternommen zu werden.

Wiemers: Der Erfolg wird sich auch nach den Vorkenntnissen richten und nicht nur nach den äußeren Umständen. Insofern sind die Anforderungen bei einem Anaesthesisten weiter zu spannen als bei einem anderen Arzt, auf der anderen Seite sind m. E. um so strengere Maßstäbe hinsichtlich der Verpflichtung zur Reanimation anzulegen, je mehr der Arzt am Zustandekommen dieses Zwischenfalls beteiligt war, und sei es nur durch zeitliche Koinzidenz. Wenn ein Zwischenfall sich bei einer Narkose oder bei einem operativen Eingriff ereignet, besonders aber, wenn eine unzweckmäßige oder fehlerhafte Maßnahme den Zwischenfall ausgelöst hat, dann wird die Verpflichtung, für die Reanimation dieses Patienten alles zu tun, zumindest vom ethischen Standpunkt höher sein. Ob das auch juristisch zutrifft, weiß ich nicht.

Weissauer: Dies ist m. E. zu verneinen. Aus rechtlicher Sicht sind 2 Fälle zu unterscheiden, nämlich, ob der Patient in der Behandlung des Arztes stand oder nicht. Hat der Arzt die Behandlung übernommen, so besteht für ihn grundsätzlich eine Rechtspflicht zum Handeln. Unterläßt er gleichwohl die medizinisch gebotene Behandlung und ist diese Unterlassung ursächlich für den Tod des Patienten, so ist der Tatbestand eines Tötungsdelikts erfüllt in der Form der Tötung durch Unterlassen, das hier dem aktiven Tun rechtlich gleichgestellt wird. Der andere Fall: Ein Passant bricht vor einem Warenhaus zusammen, ein Arzt kommt vorbei, er ist nur zufällig derjenige, der überhaupt imstande ist, Hilfe durch Reanimation zu leisten. Seine Verpflichtung geht hier nicht weiter als die allgemeine Hilfeleistungspflicht; unterläßt er die Reanimation, so steht kein Tötungsdelikt in Frage, sondern allenfalls unterlassene Hilfeleistung.

Psychologisch ist es freilich so, wie Herr WIEMERS meint, daß man sich als behandelnder Arzt noch stärker engagiert fühlt, wenn man das Gefühl hat, nicht ganz unbeteiligt an dem Herzstillstand gewesen zu sein.

Spann: Herr WEISSAUER, Sie stimmen mir sicher zu, daß der Arzt qualifizierte Hilfe leisten muß nach § 330 c StGB. Er kann nicht hingehen und sagen, ich bin Staatsbürger und vergesse, was ich als Arzt gelernt habe. Er muß nach meiner Auffassung qualifizierte Hilfe leisten. Die allgemeine Hilfeleistungspflicht nach 330 c erschöpft sich natürlich bei demjenigen, der hierzu nicht imstande ist. Andererseits kann auch der gute Chirurg ohne entsprechende Hilfsmittel auf der Straße nicht operieren. Die Verpflichtungen sind eben verschieden, je nach Person und Situation.

Weissauer: Dem ist zweifellos beizutreten. Im Strafrecht gilt der Grundsatz des ultra posse nemo obligatur. Die äußeren Umstände und die eigenen Fähigkeiten bestimmen also die Grenzen der Behandlungspflicht. Bei Verkehrsunfällen ist häufig nicht der Arzt der erste, der zur Hilfeleistung kommt, sondern ein mehr oder weniger gut ausgebildeter Laie. Hier besteht oft wohl eher die Gefahr, daß Unzweckmäßiges, als daß zu wenig getan wird.

Wawersik: Bei Straßenunfällen wird die Wiederbelebung heute meist schon am Unfallort von Laien begonnen. Der Arzt, der dazukommt, wird dann oft vor die Entscheidung gestellt, ob er die Reanimation fortsetzen oder abbrechen soll. Hier wird man sich weitgehend an das Ermessen des Arztes halten müssen, der zufällig dabei ist oder zu diesem Unfall gerufen wird. Es dürfte nämlich sehr schwierig sein, konkrete Richtlinien aufzustellen, wann Reanimationsmaßnahmen am Unfallort eingestellt werden dürfen oder bis zur Klinikeinlieferung fortgeführt werden müssen. Für die Laienhelfer wird man nicht umhin kommen, eine starre

Regelung zu treffen, etwa im Sinne, daß man eine künstliche Beatmung bis zu 30 min fortsetzen muß und erst dann aufgeben darf, wenn kein Erfolg eintritt. Es wäre wohl unsinnig, für den ärztlichen Helfer und vor allem den in Reanimation versierten Anaesthesisten eine ebensolche zeitliche Fixierung vorzunehmen, sondern da kommt es doch ganz auf die Umstände an.

Loew: Der letzte Satz von Ihnen war zweifellos richtig: Es kommt auf die Umstände an. Nehmen wir den Fall an, daß ein alter Patient am Infarkt zusammenbricht, keinen meß- oder wahrnehmbaren Kreislauf und keine Spontanatmung hat. Wir schaffen es am Ort des Unglücksfalles nicht, Kreislauf und Atmung wiederherzustellen, und es kommt nicht zum Wiederauftreten von Zeichen einer Hirntätigkeit. Man kann dann, nach einer Sicherheitsgrenze von sagen wir etwa 10 min, unterstellen, daß das Hirn irreversibel geschädigt ist, und dann wäre es sinnlos, die Maßnahmen zur Wiederbelebung über diese Zeitspanne hinaus fortzusetzen.

Nehmen wir ein anderes Beispiel, etwa den schon erwähnten anscheinend Ertrunkenen, so wissen wir aus der ärztlichen Erfahrung, daß hier über eine Zeitspanne, die wir nicht genau bestimmen können, u.U. eine nicht wahrnehmbare Restatmung und ein nicht genau wahrnehmbarer Restkreislauf bestanden haben könnte; hier müssen wir also zweifellos über einen größeren Zeitraum hinweg unsere Reanimationsmaßnahmen fortsetzen.

Oder ein anderes, noch extremeres Beispiel: Wenn jemand im Winter unter Alkoholeinfluß im Straßengraben landet, einschläft und bewußtlos wird, und es kommt dann zum scheinbaren Herz- und Atemstillstand, so sind die Anforderungen an unsere Reanimationsbemühungen zweifellos noch größer, denn die Spanne, die mit einem nicht wahrnehmbaren Restkreislauf und mit einer nicht wahrnehmbaren Restatmung überbrückt werden kann, d.h. die Spanne, nach der eine Reanimation noch erfolgreich sein könnte, ist in solch einem Fall, bedingt durch die Unterkühlung, zweifellos besonders lang. So ist es sicher richtig, daß die Reanimationsmaßnahmen von Fall zu Fall, und je nachdem, ob sie vom Arzt oder einem Laienhelfer durchgeführt werden, unterschiedlich lange fortzusetzen sind.

Wiemers: Wenn wir das bisher Gesagte zusammenfassen, dann kommen wir zu dem Schluß, daß es erstens bei progredient verlaufenden Leiden und im höheren Alter Fälle gibt, wo die Einleitung einer Reanimation nicht sinnvoll und keineswegs geboten ist; daß zweitens, auch beim unerwarteten klinischen Tod, also einem plötzlichen Ereignis bei „noch nicht ganz abgelaufener Lebensuhr" durchaus keine absolute Verpflichtung zur Anwendung aller und der letzten Reanimationsmaßnahmen besteht, sondern daß da abzustufen ist: 1. nach den äußeren Umständen,

2. nach den Voraussetzungen, die seitens des Patienten vorliegen, vor allen Dingen auch nach dessen Alter und dessen Grundleiden, und daß 3. auch die jeweiligen Kenntnisse, Fähigkeiten und Möglichkeiten dessen, der diese Reanimation durchzuführen hätte, zu berücksichtigen sind. Hinsichtlich der Frage, wie lange die Reanimationsmaßnahmen fortgesetzt werden müssen, stellen wir fest, daß man allenfalls für die Laienhilfe eine bestimmte Zeitspanne angeben sollte; dem Arzt muß es vorbehalten sein, selbst zu entscheiden, wann eine Fortsetzung von Beatmung und Herzmassage keinen Sinn mehr hat. Stimmen die Juristen soweit zu, oder bestehen Bedenken?

Hinderling: Ich stimme Ihnen durchaus bei, insofern, daß es sicher Fälle gibt, wo der Arzt nicht verpflichtet ist, aktiv tätig zu werden, bloß um das Leben sinnlos zu verlängern. Es muß ja eine Grenze geben. Eine ganz andere Frage ist, ob es auch Fälle gibt, wo der Arzt berechtigt ist, aktiv zu werden, um das Leben vermutlich abzukürzen; ob er das tun darf aufgrund der gleichen Erwägung, daß eine Verlängerung des Lebens ja doch nur weiteres Leiden bringen wird und doch auf alle Fälle sinnlos wäre – das ist eine ganze andere Frage.

Wiemers: Ich bin Ihnen dankbar, daß Sie das Thema anschneiden, aber wir brauchen es hier wohl nicht weiter auszuführen, da wir uns mit der Reanimation beschäftigen.

Ich möchte damit das erste Thema abschließen und ein anderes Problem zur Diskussion stellen, mit dem vielleicht nur ein kleiner Teil der hier Anwesenden praktisch befaßt ist. Es handelt sich um solche Patienten, bei denen aufgrund eines chronischen, progredienten Leidens eine respiratorische Insuffizienz entsteht. Der Betreffende kann damit über viele Jahre relativ beschwerdefrei leben, er geht vielleicht weiterhin seiner Bürotätigkeit nach, aber eines Tages kommt ein katarrhalischer Infekt oder eine sich verstärkende Rechtsinsuffizienz hinzu. Der Patient dekompensiert, er wird hypoxisch, vielleicht sogar bewußtlos, und wird in diesem Zustand einer Intensivbehandlungsstation zugeleitet. Wenn man solche Patienten intubiert oder gar tracheotomiert und künstlich beatmet, so kann man meistens eine Normalisierung der Blutgaswerte erreichen, und häufig kehrt gleichzeitig das Bewußtsein zurück. In anderen Fällen bleibt allerdings ein comatöser Zustand bestehen, oder der Patient wird vorübergehend gebessert, bringt aber keine ausreichende Spontanatmung mehr zustande und bleibt bis zu seinem Tode abhängig vom Respirator.

Diese Situation unterscheidet sich grundsätzlich von derjenigen eines poliomyelitisch Gelähmten, der bekanntlich unter künstlicher Beatmung noch viele Jahre leben kann; Patienten mit chronischem Lungenemphysem und dekompensiertem Cor pulmonale überleben eine längere künstliche Beatmung nicht, weil es zwangsläufig zu schwersten pulmonalen Infektionen kommt, denen sie erliegen. Wie soll man sich in diesen prognostisch infausten Fällen verhalten?

Steinbereithner: Das ist eine ebenso schwierig zu beantwortende Frage wie die erste, die Sie mir gestellt haben. Wir stehen hier vor dem Problem der Triage, das heißt auszuwählen zwischen jenen, bei denen eine Chance besteht, und solchen, bei denen alle Bemühungen sinnlos wären; zweifellos sind wir ja in unseren therapeutischen Möglichkeiten beschränkt.

Ich darf hier nochmals auf die Parallele zur chronischen Dialyse zurückkommen. Es gibt Arbeitsstätten, die prinzipiell keinen Patienten mehr in ein chronisches Dialyseprogramm übernehmen, wenn er nicht willens ist, evtl. auch eine Transplantation an sich durchführen zu lassen. Das heißt, daß man bei der chronischen Urämie in der Regel die Wahl hat, ob man den Patienten in ein chronisches Dialyseprogramm nehmen will oder nicht. Ähnliches haben Sie ja gerade zur Problematik der Respiratorfälle umrissen. Nur besteht hier insofern ein Unterschied, als es sich meist doch um ein akutes Geschehen handelt; wie Sie wissen, hat HOLMDAHL am Londoner Kongreß auch versucht, hier eine Antwort zu geben und ist zu keiner Lösung gekommen.

Meines Erachtens muß man unterscheiden zwischen der akuten Exazerbation eines chronischen Leidens und terminalen Stadien; Patienten mit akuter Verschlechterung etwa aufgrund eines katarrhalischen Infektes sollen zweifellos vorübergehend beatmet werden, vorausgesetzt, daß man über einen Respirator verfügt.

Das führt uns zu dem, was ich mit Triage gemeint habe: Wir alle wissen, daß es viele Fälle gibt, die wir heute einfach wegen Geräte- und Personalmangel nicht beatmen können, z.B. schwere Peritonitiden; auch Schädelverletzte an der Grenze der respiratorischen Insuffizienz stellen eine solche Gruppe dar. Ich glaube, daß hier überhaupt eine bindende Antwort nicht gegeben werden kann. Wenn ich über einen Respirator verfüge und einen Patienten mit akuter respiratorischer Insuffizienz auf der Basis eines chronisch progredienten Leidens behandeln soll, würde ich ihm die Hilfe nicht versagen.

Wiemers: Ich glaube, etwas Verbindlicheres kann man im Moment hierzu nicht sagen, weil uns die Kriterien fehlen, um die Prognose zu beurteilen; das ist wohl das Entscheidende. Hier ergibt sich eine Parallele zu den schweren Schädelhirnverletzungen, bei denen uns gleichfalls gültige prognostische Kriterien weitgehend fehlen. Wir erleben immer wieder Überraschungen nach beiden Seiten; einerseits Patienten, die zunächst tief bewußtlos sind und sich ganz erstaunlich erholen, und andererseits solche, die primär nicht ungünstiger erschienen, bei denen aber die Erholung in einem Stadium stehenbleibt, das mit einem menschlichen Leben nicht viel zu tun hat.

Loew: Ich glaube, daß Sie das Problem richtig sehen; es gilt für die Lunge, was für das Hirn gilt, nämlich, wenn wir die Prognose zu Beginn stellen, d.h. wenn wir bei einem Patienten mit Ateminsuffizienz von Anfang an sagen könnten, er hat überhaupt keine Chance, durch die Beatmung wesentlich gebessert zu werden, dann brauchten wir die Respirator-Behandlung nicht zu beginnen. Da wir, wie Herr STEINBEREITHNER sagte, im Grunde genommen kein Kriterium haben, um dies in der akuten Phase zu entscheiden, müssen wir, sofern die Voraussetzungen gegeben sind, die Respiratorbehandlung einleiten; nun kommt ein neues Kriterium hinzu, nämlich der Verlauf; und wie wir beim Hirnverletzten aus dem Verlauf nach einigen Tagen sagen können, daß die Aussichten hier besser und dort schlechter sind, so können wir unter der Beatmung nach einigen Tagen sagen, da sind gute oder praktisch keine Chancen drin.

Angenommen, wir könnten nach einer Woche feststellen, daß der Zustand sich nicht mehr bessert, dann möchte ich den Juristen fragen: Darf ich nun die Respirator-Behandlung einfach beenden? Der Patient atmet ja spontan; er wird sich unter der Spontanatmung aber verschlechtern und vielleicht nach zwei Tagen ad exitum kommen. Oder muß ich hier, selbst wenn der Jurist mir dieses Recht einräumen würde, aus psychologischen Gründen gegenüber dem Pflegepersonal, den Angehörigen und gegenüber dem Patienten den Schein wahren, die Beatmung schrittweise reduzieren und den Patienten langsam sterben lassen?

Wiemers: Wir müssen nochmal einen Schritt zurückgehen, weil Sie bereits die zweite Frage angeschnitten haben, ob man die künstliche Beatmung in diesen Fällen beenden darf. Ich glaube, unsere Juristen waren bereits mit der ersten Antwort nicht ganz einverstanden, als Sie nämlich sagten, daß wir in vielen Fällen die Beatmung nicht erst beginnen würden, wenn wir die Prognose wüßten.

Als Anaesthesist stimme ich Ihnen zu, und Herr STEINBEREITHNER wahrscheinlich auch, aber die Juristen sind vielleicht anderer Ansicht.

Wawersik: Ich könnte einem Patienten, der bei Bewußtsein ist und unter Atemnot leidet, nicht die Erleichterung einer künstlichen Beatmung vorenthalten und ihn in seiner Atemnot sterben lassen. Man kann nicht davon ausgehen, ob die Ateminsuffizienz irreversibel ist und danach seine Entscheidung treffen, sondern muß in jedem Falle erst einmal beatmen. Erfahrungsgemäß wird sich das Schicksal des Patienten auch unter der künstlichen Beatmung entscheiden, aber unter Bedingungen, die für den Patienten erträglicher sind.

Steinbereithner: Grundsätzlich stimme ich zu, nur müßte man mit HOLMDAHL unterscheiden zwischen den Fällen, die man zum erstenmal in die Hand bekommt, und Dauerpatienten, bei denen man selbst die laufende Verschlechterung beobachtet und dabei schließlich in eine Grenzsituation kommt. Dann kann man entweder dem Patienten nur Sauerstoff geben, ihn unter Opiate setzen und dahindämmern lassen oder ihn an den Respirator anschließen und nie mehr davon loskommen. In dieser Situation würde ich den Standpunkt von Herrn WAWERSIK nicht ganz teilen, sondern, wenn irgend möglich, es nicht zu einer Dauerbeatmung kommen lassen.

Hinderling: Wo der Arzt nicht mehr heilen kann, ist er verpflichtet, zu lindern. Die Frage lautet also, ob es unter diesem Gesichtspunkt nötig ist, den Patienten an den Respirator zu nehmen, oder ob man ihm auf andere Weise helfen kann. Eine weitere Frage wäre, ob der Respirator nicht für dringendere Zwecke benötigt wird, also für einen anderen Patienten, dem besser geholfen werden könnte.

Spann: Ich bin der Meinung, wenn ein Respirator zur Verfügung steht und das Leben des Patienten damit verlängert werden kann, muß ihm diese Hilfe geboten werden.

Weissauer: Meines Erachtens gibt es Ausnahmen: Wenn es für den Patienten qualvoll ist, sein Leben bei einer progredienten Erkrankung mit einem Respirator fortzusetzen, oder wenn er bewußtlos ist und auch trotz Beatmung bewußtlos bleiben wird, dann braucht man m. E. mit diesen Maßnahmen nicht erst zu beginnen. Aus der Verpflichtung des Arztes, Leben zu erhalten, kann m. E. nicht die Verpflichtung hergeleitet werden, ein qualvolles Sterben zu verlängern. Ich würde diesen Standpunkt auch bei einem Patienten vertreten, der bereits in der Behandlung des Arztes steht. Andernfalls erhebt sich die Frage, ob der Arzt überhaupt verpflichtet ist, die Behandlung zu übernehmen; grundsätzlich ist er ja berechtigt, eine Behandlung abzulehnen.

Spann: Eine direkte Frage: Glauben Sie nicht, daß bei einer Weigerung die Staatsanwaltschaft sich für § 330c StGB (unterlassene Hilfeleistung) interessieren würde?

Weissauer: Nicht in jedem Fall, in dem ein Arzt um die Übernahme einer Behandlung gebeten wird, liegen die Voraussetzungen des § 330c StGB vor. Sind sie zu bejahen, wird also z.B. der Arzt zu einem Verunglückten gerufen, um erste Hilfe zu leisten, so wird man auch für ihn die Verpflichtung zur Reanimation verneinen dürfen, wenn sie im Ergebnis nur auf eine Verlängerung eines qualvollen Sterbens hinausliefe.
Die größten Schwierigkeiten sehe ich aber wohl zu Recht darin, daß es oft unmöglich sein wird, eine sichere medizinische Prognose zu stellen.

Ich möchte nur noch darauf hinweisen, daß die Unterscheidung zwischen erhaltenem Bewußtsein und Bewußtlosigkeit nicht so einfach ist – häufig handelt es sich um einen präcomatösen Zustand mit unterschiedlichen Abstufungen einer Bewußtseinstrübung.

Wawersik: Die Bewußtseinstrübung ist in diesen Fällen doch Folge der Ateminsuffizienz, und diese Situation ist scharf zu unterscheiden von einer Ateminsuffizienz, die als Folge einer cerebralen Störung auftritt. Wenn die respiratorische Insuffizienz das primäre ist, muß man m. E. beatmen, sofern ein Gerät zur Verfügung steht.

Wiemers: Auch das läßt sich nicht immer ohne weiteres abgrenzen. Jedenfalls zeichnet sich ab, daß gerade die Anaesthesisten, die häufig mit derartigen Beatmungsfällen befaßt sind, der ärztlichen Entscheidung mehr Spielraum einräumen möchten. Tatsächlich gelingt es ja im Endstadium einer chronischen respiratorischen Insuffizienz nur ausnahmsweise, wieder eine Besserung zu erzielen.

Steinbereithner: Ich bin durchaus der Meinung, daß man einen Patienten beatmen muß, wenn ein Gerät greifbar ist und man die respiratorische Insuffizienz anders nicht lindern kann. In der Praxis schaut das aber oft so aus, daß man angerufen wird: Wir haben hier einen Patienten, den wir seit 3 Tagen von Hand beatmen, und die Atmung hat noch nicht wieder eingesetzt. – Hier besteht m. E. keine Verpflichtung, diese von anderer Seite begonnene Behandlung gleichsam unter moralischem Druck zu übernehmen.

Loew: Im Grunde liegen unsere Ansichten nicht weit auseinander. Da wir hier über Reanimation sprechen, habe ich Patienten mit leichterer Ateminsuffizienz, die bei vollem Bewußtsein sind, gar nicht in Betracht gezogen. Problematisch sind Patienten mit hohem arteriellem pCO_2, die durch künstliche Beatmung zwar vorübergehend aus der CO_2-Narkose herausgeholt werden können, aber bei fortschreitender Bronchopneumonie mit Sicherheit wieder hineinrutschen. Wenn man den Patienten kennt und diesen Verlauf voraussehen kann, dann bin ich mit Herrn Steinbereithner der Meinung, daß es ärztlich richtiger wäre, keine Beatmung einzuleiten, und sich, falls überhaupt notwendig, auf lindernde Medikamente zu beschränken.

Wawersik: Wenn Sie es so praezisieren, bin ich einverstanden; man wird dabei vor allem die Carcinom-Patienten im Auge haben, z. B. bei einem die Trachea komprimierenden Tumor, sofern er inoperabel ist und auch durch Bestrahlung nicht gebessert werden kann.

Spann: In der Diskussion klang mehrfach das Kriterium der Bewußtlosigkeit an. Meiner Meinung nach ist das Problem für den Arzt beim bewußtlosen Patienten nicht leichter sondern schwerer, weil er nach dem wahren Interesse des Patienten zu fragen hat – nur danach hat er zu entscheiden! –

Wiemers: Wir wollen jetzt zum zweiten Teil unserer eingangs gestellten Frage zurückkehren – ob man eine unter den geschilderten Umständen eingeleitete Beatmung abbrechen darf. Solange der Patient bei Bewußtsein ist, braucht man hierüber nicht zu diskutieren: Wir sind uns alle einig, daß die Beatmung dann fortzusetzen ist, auch wenn es auf längere Sicht aussichtslos erscheint, daß der Betreffende nochmal vom Respirator unabhängig wird. Anders in den Fällen, wo das Bewußtsein nicht zurückkehrt, oder sich trotz Beatmung zunehmend verschlechtert: Halten Sie es in diesen, prognostisch infausten Fällen für erlaubt, die Beatmung zu beenden? Das ist in diesen Fällen ja nicht gleichbedeutend mit dem sofortigen Tod, da der Patient noch eine Spontanatmung hat und eine Weile damit leben kann; wir nehmen es nur in Kauf, daß dieser spontane Gaswechsel insuffizient ist und der Patient damit auf die Dauer nicht existieren kann – andererseits sind wir aber aufgrund unserer klinischen Erfahrungen überzeugt, daß er *mit* Beatmung auch nicht mehr zu Bewußtsein kommen würde.

Steinbereithner: Bei vorhandener Spontanatmung würde ich es für erlaubt halten – bei fehlender Spontanatmung jedoch nicht. Falls der Respirator nicht dringend für einen anderen Patienten benötigt wird, würde ich es möglichst vermeiden, eine einmal begonnene Beatmung in dieser Situation abzubrechen.

Hinderling: Der Jurist ist hier sehr zurückhaltend. Er steht auf dem Standpunkt, daß das Leben absoluten Schutz genießt. Der Arzt ist vielleicht nicht gehalten, aktiv zu werden, wenn es offensichtlich keinen Sinn hat. Eine andere Frage ist, ob er in dem Sinne aktiv werden darf, daß er den Respirator wegnimmt. Nach herkömmlicher Rechtsauffassung würde er dadurch ein Tötungsdelikt begehen. Solange der Mensch lebt, kann keine Interessenabwägung zwischen lebenswertem und lebensunwertem Leben stattfinden, auch nicht in der Absicht, einem dritten durch eine Organtransplantation zu helfen. Ob es dem Mediziner gelingt, hier den Juristen zu einer anderen Auffassung zu bringen, steht dahin. Manchmal hinkt der Jurist ja mit seinen Auffassungen nach; vorläufig möchte ich aber davor warnen, im praktischen Handeln die Grenze zwischen Leben und Tod zu verwischen.

Wiemers: Mir ist es sehr unsympathisch, wenn gesagt wird, wir dürften den Respirator erst abhängen, wenn wir ihn für einen anderen Patienten benötigen. Mir wäre lieber, wenn anstelle dieses organisatorisch-technischen Arguments eine klare ärztliche Indikation träte. Ich möchte deshalb nochmals fragen, ob wir einen solchen Patienten mit infauster Prognose, dessen Bewußtsein bereits geschwunden ist, nicht als *Sterbenden* zu betrachten haben – und dann die eingangs herausgestellten Richtlinien anzuwenden hätten, nämlich: Daß es *nicht Aufgabe des Arztes ist, das Sterben zu verlängern, sondern zu helfen.* Es ist uns doch klar, daß in der hier besprochenen Situation eine vom Patienten als solche empfundene Hilfe gar nicht mehr möglich ist. Könnten Sie nicht unter diesem Gesichtspunkt Ihre juristische Auffassung etwas anders praezisieren?

Hinderling: Ich sehe den gefährlichen Unterschied zwischen aktivem und passivem Verhalten. Wenn der Arzt nicht verpflichtet ist, Hilfe zu leisten, weil er es für sinnlos hält, ist er andererseits noch nicht berechtigt, das Leben aktiv zu verkürzen. Die Frage würde daher dahingehen, ob man das Abstellen des Respirators (zumal bei noch erhaltener Spontanatmung) als aktives Eingreifen bezeichnen kann.

Weissauer: Es erscheint mir im Augenblick nicht richtig, darauf abzustellen, ob noch eine Restatmung vorhanden ist oder nicht, weil das Endergebnis das gleiche bleibt: Der Tod tritt nach Beendigung der Beatmung in beiden Fällen ein, wenn auch mit einer gewissen zeitlichen Differenz. Aus rechtlicher Sicht hat es hier entscheidend darauf anzukommen, ob der Tod hier durch ein aktives Tun oder durch eine Unterlassung verursacht wird. Selbstverständlich darf man auch einen Sterbenden nicht durch eine Einspritzung töten. Die äußerste Konzession geht dahin, daß dem Sterbenden schmerzlindernde Spritzen gegeben werden dürfen auf die Gefahr hin (also nicht mit der Zielsetzung!), daß sie, als unvermeidliche Begleiterscheinung, das Leben verkürzen könnten.

Das Unterlassen einer Behandlungsmaßnahme, das den Tod herbeiführt, ist dem aktiven Tun rechtlich nur dann gleichzustellen, wenn eine Rechtspflicht zum Handeln bestand. Eine solche Rechtspflicht haben wir verneint, wenn es sich bei der Beatmung nur um die Verlängerung eines qualvollen Sterbens handeln konnte. Es stellt sich damit die entscheidende Frage, ob das Abstellen des Respirators als aktives Tun oder als Unterlassen zu gelten hat.

Es erscheint mir zu mechanistisch, hier nur auf das äußere Tätigwerden, also auf das Drehen einer Schraube abstellen zu wollen. Meines Erachtens muß man die Beatmung im Zusammenhang mit allen sonstigen Behandlungsmaßnahmen sehen, wobei nur eine technische Teilfunktion, nämlich das Drücken des Atembeutels, von der Maschine übernommen wird. Das Abstellen des Respirators bedeutet im Ergebnis nichts anderes, als wenn eine manuelle Beatmung beendet wird. Immerhin sind viele Autoren vorsichtig und sagen: Ich würde in praxi jedenfalls erst dann abschalten, wenn es darum geht, ein anderes Leben mit besserer Prognose zu retten, d. h. wenn es zu einer Interessenkollision kommt.

Wawersik: Die Diskussion scheint mir im Grundsatz darauf hinauszulaufen, ob Palliativmaßnahmen berechtigt sind. Sofern sie den Krankheitsverlauf lindern, wird man das vorbehaltlos bejahen.

Steinbereithner: Ich meine, daß wir uns ziemlich nahe gekommen sind. Wir sollten nicht darauf ausgehen, die schützende Hand des Juristen zu erbitten – denn niemand kann uns die Verantwortung abnehmen, die wir in jedem Einzelfall neu zu treffen haben!

Wiemers: Zum Abschluß dieses Diskussionspunktes möchte ich ganz offen aussprechen, daß wir nicht zu voller Übereinstimmung gelangt sind. Persönlich bin ich durchaus der Auffassung, daß es bei bewußtlosen Patienten mit prognostisch infausten Leiden gerechtfertigt sein kann, eine künstliche Beatmung abzubrechen, auch wenn man weiß, daß der spontane Gasaustausch nicht mehr suffizient ist. Ich meine, daß man solche Patienten als Sterbende betrachten darf und daß eine Fortsetzung der Beatmung nur eine Verlängerung des Sterbens und keine Hilfe bedeuten würde. –

Wir kommen nun zum nächsten Thema und wollen über die Fälle partieller Wiederbelebung diskutieren. Hierbei müssen wir scharf zwischen zwei Fragen unterscheiden, nämlich:

1. wie lange sind wir verpflichtet, die *Reanimation fortzusetzen* und
2. wann kann man den Patienten für *tot erklären?*

Spann: Die klassische Definition des Todes ist an den irreversiblen Stillstand von Atmung und Kreislauf geknüpft. Seit man diese beiden Funktionen künstlich ersetzen kann, stellen sie nicht mehr die entscheidenden Kriterien dar; wir haben schon vor einigen Jahren darauf hingewiesen, daß man künftig auf den Hirntod abstellen müsse. Theoretisch kann man zwei Extreme als „Todeszeitpunkt" ins Auge fassen; das eine ist der irreversible Eintritt der Bewußtlosigkeit, das andere der Tod der letzten Körperzelle. Ich selbst halte die Auffassung Gerlachs, nach der der Mensch erst tot sei, wenn die letzte Körperzelle verstorben ist, für unhaltbar. Denken Sie nur daran, daß Spermatozoen bis zu 120 Std am Leben bleiben – inzwischen sind aber an anderen Organen weitgehende autolytische Veränderungen abgelaufen. Allerdings habe ich auch Bedenken gegen die Annahme, daß der Mensch bereits tot sei, wenn er irreversibel bewußtlos ist – ganz abgesehen davon, daß es ex ante sehr schwer festzustellen sein dürfte, ob die Bewußtlosigkeit irreversibel ist. Wir müssen deshalb auf den irreversiblen Hirntod abstellen und werden zu diskutieren haben, welche Möglichkeiten uns zu seiner Objektivierung zur Verfügung stehen.

Wiemers: An diesem Punkt unseres Gesprächs müssen wir wohl die Physiologen und Neurologen um einige grundsätzliche Ausführungen bitten.

Hirsch: Ich möchte Sie zunächst an die experimentellen Untersuchungen zur Bestimmung der *Wiederbelebungszeit* erinnern. Wir verstehen darunter die Dauer eines kompletten Sauerstoffmangels, die überstanden wird. Das klingt einfach, wird aber dadurch schwierig, daß es verschiedene Arten der Wiederbelebung gibt: Bei kompletter Wiederbelebung ist die Dauer eines kompletten Sauerstoffmangels gemeint, nach der sämtliche Funktionen wiederkehren. Beim *Gehirn* beträgt die Zeit eines kompletten O_2-Mangels, nach der die cerebrale Gesamtfunktion noch wiederkehren kann, 8–10 min. Außer dieser *kompletten* Wiederbelebung gibt es noch die *inkomplette* und die *zeitlich befristete* Wiederbelebung. Bei der inkompletten Wiederbelebung kehren nicht alle Hirnfunktionen wieder, sondern nur die unmittelbar lebenswichtigen; bei der zeitlich befristeten Wiederbelebung auch diese nur für begrenzte Zeit.

Es gibt also Funktionen mit kürzerer oder längerer Wiederbelebungszeit, je nach der Vulnerabilität der Hirnstrukturen, die für diese Funktionen verantwortlich sind. Es ist sicher, daß die tieferen Hirnabschnitte, wie das Stammhirn und die Medulla oblongata, eine längere Wiederbelebungszeit haben; die des Rückenmarks ist noch länger, wie man an der langen Wiederbelebungszeit der Eigenreflexe sehen kann.

Alles bisher Gesagte trifft für die isolierte Unterbrechung der Hirndurchblutung zu. Die Wiederbelebungszeit des *Gesamtorganismus* ist kürzer; wie man seit Jahrzehnten weiß, liegt sie bei $3^1/_2$–5 min. Durch künstliche Beatmung und Unterstützung des Herzens wird die Wiederbelebungszeit des Gesamtorganismus (z. B. bei totalem Kreislaufstillstand) an diejenige des Gehirns angenähert, so daß man maximal fast die 8–10 min erreichen kann, die die Grenze für das Hirn darstellen.

Viele Mißverständnisse sind durch die experimentellen Untersuchungen über die Wiederbelebungszeit des *Herzens* entstanden. Wenn man den Stoffwechsel des Herzens durch sog. Cardioplegie reduziert, dann verträgt dieses Herz eine längere komplette Ischämie von 12–15, vielleicht bis 20 min Dauer. Wahrscheinlich käme man auf noch längere Zeiten, wenn man dem Herzen die Arbeit für den Organismus und für seine eigene Coronardurchblutung durch eine Herz-Lungen-Maschine abnähme, d. h. wenn das Herz nach der kompletten Ischämie keinen Blutdruck aufbringen müßte. Daß die Wiederbelebungszeit mit absinkender Temperatur länger wird, hat Herr LOEW schon erwähnt.

Noch zwei Sätze zur Terminologie: Als *Erholungslatenz* bezeichnet man die Zeitspanne zwischen dem Ende eines Sauerstoffmangels und der Wiederkehr der Funktion – im konkreten Fall also immer derjenigen Funktion, die gerade untersucht wird. Unter der *Überlebenszeit* versteht man die Zeit zwischen dem Beginn des Sauerstoffmangels bis zum Erlöschen der geprüften Funktion.

Wiemers: Bei Ihren Ausführungen gehen Sie von einer kompletten Unterbrechung der Durchblutung oder der Sauerstoffzufuhr aus, wie sie beim Herzstillstand vorliegt, beim Ertrinken, beim Erhängen oder beim Narkosezwischenfall. Bei letzterem kann es aber – ebenso wie bei einem Herzanfall – durchaus vorkommen, daß der Kreislaufstillstand nicht komplett ist, sondern daß für eine gewisse Zeit doch noch ein wenig Blut und Sauerstoff zum Gehirn gelangt.

Hirsch: Niemand kann im Einzelfall sagen, welche Auswirkung diese Restdurchblutung auf die Wiederbelebungszeit hat. Bei einer minimalen Restdurchblutung kommt es zu einer stärkeren Acidose des Gehirngewebes als bei komplettem Stop der Durchblutung. Die Acidose ist aber für das Gehirn ausgesprochen schädlich, so daß der mögliche Gewinn (durch Verlängerung der Wiederbelebungszeit) z. T. oder vielleicht ganz durch die stärkere Acidose und deren Folgen, etwa ein Hirnödem, zunichte wird. Exakte experimentelle Untersuchungen über die Abhängigkeit der Wiederbelebungszeit von der Restdurchblutung liegen bisher nicht vor.

Wiemers: Hypoxisch-ischämische Zwischenfälle sind nicht die einzigen Ursachen schwerer Hirnschädigung – am häufigsten sehen wir die traumatischen Schädigungen. Die Auswirkungen sind aber durchaus nicht identisch.

Loew: Die bisherige Diskussion hat gezeigt, daß der Todeszeitpunkt bei hypoxischen Hirnschädigungen nicht leicht festzustellen ist, weil ein Restkreislauf und andere Faktoren hineinspielen können; noch schwieriger wird es bei den Intoxikationen.

Im Falle einer direkten Gewalteinwirkung auf den Schädel kann man gelegentlich vom unmittelbar sichtbaren Ausmaß der Hirnzerstörung auf den Hirntod schließen. Dies sind aber seltene Fälle, und bei den gedeckten Hirnverletzungen ist es schwierig, den Hirntod zu beweisen oder gar den genauen Zeitpunkt des Todes festzustellen. Als klinische Kriterien des Hirntodes gelten (wohlgemerkt, nur nach direkter Gewalteinwirkung auf das Gehirn):

Erlöschen des Bewußtseins und der Spontanatmung,
Fehlen jeglicher über das Gehirn laufender Reflexe und
maximale Pupillenerweiterung mit fehlender Reaktion auf Lichteinfall.

Diese Kriterien müssen aber eine gewisse Zeit bestanden haben, weil man dann erst sagen kann, ob die Ausfälle sich noch zurückbilden können oder nicht. – Eine andere Möglichkeit, den Hirntod festzustellen, ergibt sich aus dem Nachweis, daß die Hirndurchblutung infolge einer Erhöhung des intracraniellen Druckes unterbrochen ist.

Wiemers: Wir wollen aber festhalten, daß das Gehirn selbst in diesen, relativ übersichtlichen Fällen eines kompletten Durchblutungs-Stillstandes nicht von einer Sekunde zur anderen tot ist, sondern daß die einzelnen Strukturen verschiedene Wiederbelebungszeiten haben; im übrigen hängt die Reihenfolge auch von der Art der Schädigung ab. So ist z. B. der Ausfall der elektrischen Aktivität der Hirnrinde bei einer Vergiftung anders zu werten als bei einer gedeckten Hirnverletzung. Wenn die klinischen Bilder sich dennoch weitgehend gleichen, indem z. B. ein strangulierter oder vergifteter Patient ähnliche Symptome bietet wie ein anderer mit einer Hirnkontusion, so erklärt sich das durch die gemeinsame Endstrecke, in die viele Schädigungen einmünden: nämlich das Hirnödem. Dadurch wird die Durchblutung des Gehirns gedrosselt oder unterbrochen, und es resultiert ein Endzustand, der nicht mehr für die ursprüngliche Schädigung charakteristisch ist.

Auf der anderen Seite können aber bei umschriebener Gewalteinwirkung gewisse Teile des Gehirns von den Auswirkungen des Hirnödems verschont bleiben, die bei einer hypoxisch-ischämischen Schädigung (etwa infolge eines Herzstillstandes) mitbetroffen wären.

Ich möchte nun um eine nähere Präzisierung bitten, wann und auf Grund welcher klinischer Kriterien der Hirntod festgestellt werden kann.

Hinderling: Zuvor noch eine grundsätzliche Bemerkung: Weshalb kommt es eigentlich auf den Hirntod an? Doch weil das Gehirn der Träger des Bewußtseins ist. Wenn die Rechtsordnung den Menschen schützt, so tut sie es um seiner sittlichen Freiheit willen, die mit dem Bewußtsein untrennbar zusammenhängt. Darum, scheint mir, ist für den Juristen doch der irreversible, endgültige Verlust des Bewußtseins das eigentliche Kriterium. Was der Mediziner den Hirntod nennt, dient offenbar nur dazu, die Endgültigkeit dieses Bewußtseinsverlustes zu beweisen.

Wiemers: Nicht nur der Mediziner, auch die Theologen stimmen Ihnen grundsätzlich darin zu, daß ein Patient, der sein Bewußtsein definitiv und irreversibel verloren hat, eigentlich kein Mensch mehr ist. Wir sehen aber nur eine Möglichkeit, die Irreversibilität der Bewußtlosigkeit zu beweisen, indem wir nämlich den Hirntod nachweisen. Zwischen diesem strengen Kriterium des definitiven Hirntodes und dem bloßen Bewußtseinsverlust liegt ein weites Feld, wo die Grenzen fließend sind und man leicht ins „Schwimmen" gerät.

Ich bitte nun Herrn WAWERSIK, zu den klinischen Kriterien des Hirntodes Stellung zu nehmen.

Wawersik: Um Mißverständnissen vorzubeugen, möchte ich betonen, daß man den Hirntod nach gegenwärtiger Kenntnis nicht allein auf Grund klinischer Kriterien feststellen kann, sondern daß man die *Anamnese* und die *Zeit* in die Überlegungen einbeziehen muß.

Im folgenden beschränke ich mich auf die Fälle, bei denen es durch einen Unfall oder durch einen intracraniellen Prozess zu einer direkten Hirnschädigung gekommen ist; auszuschließen sind Fälle mit Unterkühlung, Vergiftungen oder entzündlichen Prozessen. Da sind die Dinge noch in der Diskussion.

In den angesprochenen Fällen wird der Hirntod diskutiert, wenn vier Kriterien gleichzeitig bestehen: Bewußtlosigkeit, fehlende Spontanatmung, beidseitige Mydriasis mit fehlender Lichtreaktion und ein vollständiges Erlöschen der hirnelektrischen Aktivität. Es ist besonders hervorzuheben, daß das EEG unter angemessenen Ableitebedingungen registriert werden muß. Es kommt darauf an, mit Sicherheit eine O-Linie nachzuweisen, nicht etwa nur ein flaches EEG; es muß gewährleistet sein, daß mit genügender Verstärkung auch schwache Aktionspotentiale noch nachgewiesen werden. Wenn diese 4 Kriterien zusammentreffen, dann kann man den Hirntod diskutieren, sofern es sich um eine direkte Hirnschädigung handelt. Da das Gehirn aber nicht momentan als Ganzes zugrunde geht und wir nicht die *anatomische* Beschaffenheit des Organs, sondern nur seine *Funktionen* objektivieren können, muß man noch eine „Schwebezeit" in Kauf nehmen, d. h. man muß den Patienten noch eine angemessene Zeit weiter beobachten. Die Länge dieser Beobachtungszeit wird diskutiert und in den Stellungnahmen der medizinischen Fachgesellschaften verschieden angegeben. Die amerikanischen Gremien fordern 24 Std, die Deutsche Gesellschaft für Chirurgie hat sich nach reiflicher Überlegung für 12 Std entschieden. In Publikationen einzelner Autoren werden aber auch 4–6 Std schon als ausreichend angesehen. Man kann die Beobachtungszeit abkürzen, wenn man durch Röntgendarstellung der intracraniellen Gefäße einen Stillstand der Hirndurchblutung nachweisen kann. Man angiografiert zweckmäßig vom Aortenbogen, weil man hierdurch sowohl die Carotiden wie auch die Vertebralarterien darstellen kann. Wenn das Kontrastmittel nicht in das Schädelinnere eindringt und man nachweisen kann, daß diese komplette Ischämie über 30 min bestanden hat, dann kann man den Hirntod auch vor Ablauf der 12stündigen Beobachtungsfrist zweifelsfrei feststellen.

Wiemers: Die Gesellschaften, die in ihren Stellungnahmen eine sehr lange Sicherheitsfrist fordern, haben sich nicht ausdrücklich auf die Fälle von traumatischer Hirnischämie und von Hirndruck beschränkt, wie es die Deutsche Gesellschaft für Chirurgie getan hat. Je mehr man die Sicherheitsspanne verkürzen möchte (wie es ja im Falle einer Organspende erwünscht ist), umso mehr Sicherheiten muß man einbauen, wobei dem Nachweis fehlender Hirndurchblutung die wichtigste Rolle zukommt. Welche Anforderungen sind nun an die Angiografie zu stellen, damit der intracerebrale Kreislaufstillstand mit Sicherheit bewiesen wird?

Loew: Die Angiographie muß technisch fehlerfrei ausgeführt werden, vor allem muß der Katheter richtig im Aortenbogen liegen, und die Injektion des Kontrastmittels muß einwandfrei erfolgen. Wenn man direkt in die Art. carotis injiziert, kann es vorkommen, daß man in die Gefäßwand injiziert und das Gefäß dadurch verschließt, nachdem das Kontrastmittel vielleicht schon bis zur Schädelbasis hochgestiegen war; so kann ein Zirkulationsstillstand vorgetäuscht werden. Der Systemblutdruck sollte eine normale Höhe haben; ist er auf etwa 50 mmHg systolisch abgesunken, so kann bei einem bereits erhöhten intracraniellen Druck vorübergehend die Zirkulation unterbrochen sein, aber wieder in Gang kommen, wenn der arterielle Druck durch irgendwelche Maßnahmen wieder normalisiert wird. Man muß vielleicht betonen, daß wir bei einem Patienten mit intracranieller Drucksteigerung und akutem Versagen der cerebralen Funktion zunächst nach der Ursache suchen sollen, um zu *behandeln* und *nicht um den Tod festzustellen*. Wenn wir einen raumfordernden Prozeß wahrscheinlich machen, müssen wir trepanieren und das Hämatom entleeren. Es wurde auch vorgeschlagen, die Hirndurchblutung mit der Isotopenclearance zu messen, indem man ein Isotop in die Hirngefäße einbringt und dessen Abtransport mißt. Die Methode mag feiner sein als die Kontrastdarstellung, die sich aber für die praktischen Bedürfnisse als ausreichend erweist. Bisher wurde kein Fall bekannt, wo eine angiografisch nachgewiesene Unterbrechung der Zirkulation über wenigstens eine halbe Stunde bestand und das Gehirn sich nach Entlastung, beispielsweise durch Entleerung des intracraniellen Hämatoms, wieder erholt hätte.

Wiemers: Genügt die Carotis-Angiografie, oder bringt die Darstellung der Vertebralarterien zusätzlichen Aufschluß?

Loew: Ein kompletter Zirkulationsstillstand im Carotisangiogramm schließt nicht aus, daß man im Vertebraliskreislauf noch eine Restzirkulation nachweisen kann. Meist kommt die Carotisdurchblutung auf der vom Hämatom betroffenen Seite rascher zum Stillstand als auf der Gegenseite und früher als der Vertebraliskreislauf. Es hat sich aber gezeigt, daß, zumindest nach doppelseitigem Stillstand in den Carotiden, keine Erholung des Gehirns mehr eintritt; am sichersten ist also die Angiografie mit Katheter vom Aortenbogen aus, aber für die Feststellung des Hirntodes genügt zweifellos auch die beiderseitige Direktinjektion in die Carotis.

Wiemers: Wie muß man hierbei die Sicherheitsgrenze ansetzen?

Loew: Die Kommission der Deutschen Gesellschaft für Chirurgie hat eine halbe Stunde angegeben, wobei man zunächst davon ausging, daß man die Nadel oder den Katheter liegen läßt und die Angiografie nach einer halben Stunde wiederholt. Inzwischen hat die Erfahrung gezeigt, daß der einmalige angiografische Nachweis des Zirkulationsstillstandes für die Feststellung des Hirntodes genügt, wenn das klinische Syndrom (Bewußt- und Reflexlosigkeit, fehlende Spontanatmung, beidseitige Mydriasis mit fehlender Lichtreaktion) schon wenigstens eine halbe Stunde vor dieser Angiografie bestanden hat; es ist dann mit an Sicherheit grenzender Wahrscheinlichkeit anzunehmen, daß auch der Zirkulationsstillstand bereits eine halbe Stunde andauert.

Wiemers: Die Neurochirurgen sind in diesem Punkt also der gleichen Auffassung wie die Deutsche Gesellschaft für Chirurgie und die Deutsche Gesellschaft für Anaesthesie und Wiederbelebung?

Loew: Die Deutsche Gesellschaft für Neurochirurgie hat noch keine offizielle Stellungnahme abgegeben, so daß ich nur die Auffassung einzelner Neurochirurgen wiedergeben kann.

Wiemers: Ich wäre Ihnen dankbar, wenn Sie uns im weiteren Gesprächsverlauf darauf hinweisen könnten, in welchen Punkten die Neurochirurgen anderer Meinung sind. Ich möchte Sie aber noch fragen, wie Sie ein inkomplettes Füllungsbild bei der Carotisangiografie bewerten würden?

Loew: Eine inkomplette Füllung wird man bei extrem verlangsamter Zirkulation finden; in vielen Fällen kann man den Schluß ziehen, daß eine derartige Verminderung der Durchblutung mit dem Weiterleben des Gehirns nicht vereinbar ist. Noch fehlen uns exakte Beobachtungen, um etwa sagen zu können, eine Verlängerung der arteriellen Phase des Angiogramms über eine bestimmte Zeit hinaus beweise den Untergang des Gehirns. Man wird deshalb bei angiografisch nachgewiesener Restzirkulation die Therapie fortsetzen und ggf. zu einem späteren Zeitpunkt die Angiografie wiederholen.

Steinbereithner: Die Forderung nach einer wiederholten Angiografie erscheint mir nicht in allen Fällen vertretbar. Wenn man z. B. eine Nierentransplantation ins Auge faßt, wird man wahrscheinlich bald Mannit geben, um die Diurese aufrecht zu erhalten. Im Schrifttum sind aber Fälle bekannt, wo ein Zirkulationsstillstand unter massiver Entwässerung wieder aufgehoben wurde. Hier kann die Messung der cerebralen Zirkulationszeit weiterhelfen. Wir haben in Wien an 29 nachuntersuchten Fällen zeigen können, daß kein Patient überlebte, bei dem die Zirkulationszeit im Serienangiogramm 6 sec überschritt. Wenn ich mich recht erinnere, sehen auch Bushart und Rittmeyer 17 oder 19 sec als absolut sicheren Wert an.

Loew: Durch Untersuchungen an der Tönnis'schen Klinik bei intracranieller Drucksteigerung durch Hirntumoren wissen wir, daß eine Zirkulationsverlangsamung über 15 sec hinaus mit einem endgültigen Überleben nicht vereinbar ist. Ich hätte keine Bedenken, bei traumatisch bedingter intracranieller Drucksteigerung eine analoge Zeitgrenze anzunehmen, aber man sollte, mehr aus juristischen als aus medizinischen Gründen, zunächst noch weitere Erfahrungen sammeln. Ich stimme Herrn STEINBEREITHNER zu, daß die Zirkulation nach vorübergehendem Stillstand durch Entleerung eines Hämatoms oder – im Falle des Hirnödems – durch dehydrierende Maßnahmen wiederhergestellt werden kann. Wenn der Zirkulationsstillstand $1/_2$ Std bestanden hat (wie wir es postulieren), kommen diese Maßnahmen aber zu spät. Wenn die Durchblutung danach wieder einsetzt, besagt dies also nicht, daß das Gehirn sich wieder erholen könnte.

Wiemers: Welche anderen Methoden könnten uns Aufschluß geben über die Durchblutung und Sauerstoffversorgung des Gehirns?

Steinbereithner: SPANN u. Mitarb. haben 1964 vorgeschlagen, die arteriovenöse Sauerstoffdifferenz im Hirnblut zu bestimmen. Es ist technisch nicht ganz einfach, über längere Zeit den Bulbus venae jugularis zu punktieren, und die Methode sagt an sich wenig über die Durchblutung aus. Wir verfügen in Wien z. Z. über eine Beobachtungsreihe von 7 Hirntoten, bei denen der arteriovenöse O_2-Druckgradient unter O_2-Beatmung laufend verfolgt wurde. Man kann anfänglich hohe Gradienten finden, später ein Absinken auf weniger als 10 mm Hg pO_2, wobei die klinischen Symptome und das EEG sich im allgemeinen parallel verhalten. Kürzlich beobachteten wir aber einen Patienten mit einem Prozeß der hinteren Schädelgrube, der wegen tiefer Bewußtlosigkeit und Apnoe als Nierenspender in Aussicht genommen war; wir fanden bei ihm ein normales cerebrales Angiogramm und eine nur mäßige Verlangsamung der Durchblutung im Bereich der hinteren Schädelgrube; auch die arteriovenöse Sauerstoffdifferenz war normal, weil das Gehirn sozusagen „von hinten aufgerollt" wurde; d. h. der „Hirntod" trat in diesem Fall ohne wesentliche Großhirnschädigung durch Druck auf die Medulla ein. Die AVD O_2 kann also nur ein Hilfsbefund sein.

Wiemers: Einerseits kann die AVD O_2 bei schlechter Sauerstoffversorgung groß sein, als Ausdruck einer stark verlangsamten Hirndurchblutung. Andererseits kann die Sauerstoffversorgung des Gehirns aber auch bei kleiner AVD O_2 schlecht sein, wenn nämlich das Blut über Kurzschlüsse am Hirngewebe vorbeifließt und deshalb nicht ausgeschöpft wird. Dazwischen sind Mischformen denkbar, bei denen die AVD O_2 praktisch normal und trotzdem die Sauerstoffversorgung des Hirngewebes schlecht ist. Das Verfahren ist also mehrdeutig und zudem technisch schwierig, so daß es – ebenso wie die Angiografie – nur für den Spezialisten in Frage kommt.

Wawersik: In diesem Zusammenhang möchte ich erwähnen, daß auch wir bei einigen Patienten, die als Nierenspender vorgesehen waren, die O_2-Sättigung, die Hirndurchblutung und den O_2-Verbrauch gemessen haben. Die Werte haben stark gestreut, die Standardabweichung vom Mittelwert betrug 100 % und mehr. Die Ergebnisse sind also mit einer sehr großen Irrtumswahrscheinlichkeit belastet. Deshalb ist im vorliegenden Zusammenhang, wo absolute Sicherheit gefordert werden muß, aufgrund dieses Kriteriums keine sichere Aussage über den Gehirntod möglich.

Steinbereithner: Ich möchte nochmals darauf hinweisen, daß die Methode nur dann einen Wert hat, wenn man den Verlauf dokumentiert, also bei liegender Nadel etwa alle 30 min eine Messung durchführt.

Hirsch: In den letzten Jahren wurde öfters gefordert, den pO_2 im Gehirngewebe mit einer Sonde zu messen. Solche Messungen sind nur im Tierversuch möglich. Beim Menschen läßt sich wie im Tierversuch der pO_2 auf der Gehirnrinde relativ leicht messen. Meßwerte, die nur an einer Stelle ermittelt werden, sind nicht sehr aussagekräftig, da der Meßwert von der Lage der Elektrode zu den Gefäßen auf dem Cortex abhängt.

Wiemers: Die Untersuchungen des Sauerstoffverbrauchs und der Sauerstoffspannung im Hirngewebe haben also vorerst nur wissenschaftliches Interesse. Für klinische Belange wird vor allem das Elektroencephalogramm herangezogen. Über die optimale Ableitetechnik und die richtige Bewertung der Befunde wurde in den letzten Jahren oft diskutiert.

Bushart: Die Elektronencephalographie ist eine diagnostische Hilfsmethode. Ihren vollen Wert erlangt sie erst im Rahmen der Gesamtklinik. Die isolierte Bewertung kann Fehlurteile zur Folge haben. Dies muß man beachten, wenn man das EEG zur Bestimmung des Hirntodes heranzieht.

Bisher kann diese als feinstes Kriterium der Hirnrindenfunktion aufschlußreiche Methode zur Bestimmung des Hirntodes nur begrenzt eingesetzt werden, da entweder kein Gerät verfügbar oder kein Experte für Ableitung und Auswertung vorhanden ist oder aber beides fehlt. Die Anschaffung eines Gerätes scheitert häufig schon an der Kostenfrage. Sie muß wirtschaftlich vertretbar sein. Ein Vierfachschreiber von Schwarzer, der rund 16000,-- DM Anschaffung, dazu noch die Unterhaltung kostet, gestattet nicht die zu wünschende Simultanableitung von der Kalotte, weil bei 4 Kanälen die Elektrodenabstände zu weit werden. Eine Bestückung mit 8 Kanälen erlaubt den gleichzeitigen Abgriff vom ganzen Hirnschädel. So geht man sicher, daß man örtlich begrenzte Aktivitätsreste nicht übersieht.

Für die Anschaffung eines Achtfachschreibers von Schwarzer benötigt man aber bereits über 30000,--. Das andere Hindernis bildet die Personalfrage: Sollte unter den Chirurgen und Anaesthesiologen ein Kollege sich finden, der ein EEG technisch einwandfrei ableiten kann und in der Lage ist, Artefakte zu erkennen und ein EEG zu beurteilen, so fragt es sich immer noch, ob er ggf. auch die nötige Zeit für diese Untersuchungen abzweigen kann.

Was stellt das EEG überhaupt dar? Will man das Phänomen der hirnelektrischen Stille interpretieren, so ist es nützlich zu wissen, daß das EEG örtlich in der Hirnrinde entsteht und durch neuronale Impulse aus der Tiefe sowie humorale Einflüsse über Blut und Liquor gesteuert wird. Ist dann elektrische Stille gleichzusetzen mit dem endgültigen Funktionsverlust der nervösen Generatoren der Hirnrinde? Dies *kann* so sein; ebensogut kann aber eine reversible Lähmung der Funktionsstruktur eine elektrische Stille bewirken. Eine irreversible Stille im EEG besagt aber noch nicht, daß auch die Hirnstammstrukturen abgestorben sein müssen.

Herr WAWERSIK hat eben das flache EEG erwähnt. Das flache EEG gehört zu den normalen Befunden beim Gesunden. Die Feststellung eines Null-Linien-EEG, um das allein es sich hier handelt, erfordert eine genügend lange Ableitung. Ein Ausschuß der Deutschen EEG-Gesellschaft ist übereingekommen, die Einzelableitung sollte eine Zeitspanne von 30 min nicht unterschreiten und wenigstens alle 3 Std wiederholt werden. Das Frequenzfilter sollte möglichst hoch sein, nicht unter 70 Hz, damit rasche Potentiale aufgezeichnet werden, und die Zeitkonstante möglichst lang, also 1,0 sec, damit auch träge Schwankungen erfaßt werden. Elektrodenabstände sollten 8 cm, Elektrodenwiderstände 20 kOhm nicht überschreiten. Die Forderung eines über 30 min artefaktfrei geschriebenen EEG kann nach unseren Erfahrungen auf einer Intensivstation nicht immer eingehalten werden; wichtig erscheint nur, daß man Artefakte als solche erkennt und eliminiert, z. B. indem man die Beatmungsapparatur vorübergehend abschaltet. Eine Beobachtungszeit von 6 Std reicht auch nach unserer Erfahrung aus, wenn alle anderen Zeichen des Hirntodes vorhanden sind, da bis dahin die ggf. notwendigen Untersuchungen, z. B. toxikologische Untersuchungen, angestellt sein können. Bei eindeutiger Anamnese und allen anderen Zeichen des Hirntodes zusammen mit hirnelektrischer Stille kann man sich auch mit kürzeren Wartefristen begnügen.

Bleibende elektrische Stille sehen wir nach einer kompletten Hirnischämie mit Überschreiten der Wiederbelebungszeit des Hirns. Nach inkompletter cerebraler Ischämie, nach welcher je nach der Dauer der Wiederbelebungszeit und den Voraussetzungen des Hirns und des Kreislaufs die Gesamtfunktion oder nur Partialfunktionen des Hirns wiederkehren, erscheint auch das EEG wieder und zwar gewöhnlich als erster Parameter. Können allerdings nur tiefe Hirnstammanteile wiederbelebt werden, kann das EEG ebenfalls stumm bleiben. Die längste hirnelektrische

8*

Stille, nach der das EEG wiederkehrte, betrug bei unseren Beobachtungen
43 Std. Diesen Fall konnten wir nicht lange genug verfolgen, weil ein
zweiter Herzinfarkt dem Leben ein Ende setzte. Aufgrund unserer anderen
Erfahrungen mit dem klinischen Spättod nach erfolgreicher Wiederbelebung glauben wir aber nicht, daß nach dieser langen Erholungslatenz eine
vollständige Erholung möglich gewesen wäre. Diese partiellen Wieder-
belebungen sind ein Problem: Die Erholungstendenz läßt sich am EEG ab-
lesen, in welchem wir Erholungen bis zur normalen Alpha-Tätigkeit gesehen haben, während die klinischen Zeichen weit hinterherhinkten, so daß
allenfalls das Stadium des sog. apallischen Syndroms erreicht wurde. Dann
wurde die Entwicklung rückläufig bis zum Eintritt des nun endgültigen
Todes verfolgt. Im Tierexperiment haben wir nach befristeter totaler
cerebraler Ischämie durch Oxygenation den Spättod bei einigen Tieren
verhindern können im Unterschied zum nicht behandelten Kontroll-
kollektiv.

Wiemers: Ich möchte noch eine Reihe von Detailfragen erwähnen,
die hier vielleicht nicht alle beantwortet werden können; z. B. ob man zum
Beweis der hirnelektrischen Stille wirklich 30 min ohne Unterbrechung
schreiben muß, oder ob es genügt, wenn man innerhalb dieser $^1/_2$ Std das
Gerät alle 5 oder 10 min kurz einschaltet; wie lang ein solcher, als Stich-
probe geschriebener Registrierstreifen sein muß; welche Sicherungen zur
Ausschaltung von Artefakten getroffen werden müssen; ob man wirklich
einen 8-fach-Schreiber benötigt oder ob man die entsprechenden Ableitungen auch mit einem Zweikanalschreiber *nacheinander* registrieren kann.
Ich glaube, alle diese Fragen müssen die EEG-Fachleute erst einmal unter
sich ausdiskutieren. Wir sehen da hochgespannte Forderungen auf uns zukommen, müssen uns aber zweierlei vor Augen halten: Einmal, daß die
EEG-Spezialisten nach generell anwendbaren Kriterien suchen, sich also
nicht auf die Hirnschädigung durch äußere Gewalt und Hirndruck beschränken; und zum zweiten, daß wir den technischen Aufwand der EEG-
Schreibung überhaupt nur dann benötigen, wenn wir den eingetretenen
Hirntod vorzeitig, d. h. bei noch schlagendem Herzen beweisen wollen.
Wir haben bisher nur von der elektrischen Spontanaktivität der Groß-
hirnrinde gesprochen; nun gibt es aber noch andere Formen elektrischer
Aktivität des Gehirns, und ich möchte fragen, welche Bedeutung diesen
Phänomenen im Rahmen unseres Themas zukommt.

Bushart: Die *evozierten Potentiale* stellen eine elektrische Antwort der
Hirnrinde auf optische, akustische oder andere Reize dar, die über eine
Sinnesempfindung auf die Hirnrinde treffen. Man muß sie aus dem EEG
herausmitteln, was eine kostspielige Apparatur erfordert. Mit dem Erlöschen der spontanen Rindentätigkeit erlöschen auch die evozierten Potentiale, daher haben sie für uns keinen zusätzlichen diagnostischen Wert.

Mit *Tiefenableitungen* haben wir keine eigenen Erfahrungen [Tiefenableitungen sind durch CARBONELL u. Mitarb. angestellt worden, die auch bei elektrischer Stille im Hirnstamm noch kontinuierliche hirnelektrische Aktivität nachweisen konnten; CARBONELL, J., CARRASCOSA, R., DIERSSEN, G., OBRADOR, S., OLIVEROS, J.C., SEVILLANO, M.: Some electrophysiological observations in a case of deep coma secondary to cardiac arrest. Electroenceph. Clin. Neurophysiol. **15**, 520–525 (1963)]. – Eine weitere Möglichkeit besteht in der Registrierung *provozierter Potentiale*, die – im Gegensatz zu den evozierten – nicht über Sinneseindrücke, sondern durch direkte elektrische Reizung der Hirnrinde ausgelöst werden. Diese Reizung ist aber nur bei eröffnetem Schädel möglich. Wir haben diese Methode selbst angewendet nach längerdauernder elektrischer Stille und haben keine Reizantwort mehr erhalten. Eine diagnostische Bedeutung neben dem klinischen EEG könnte nur der Tiefenableitung zukommen, die aber vorderhand als Routineuntersuchung ebensowenig denkbar ist wie die Anwendung evozierter oder provozierter Potentiale oder die Anwendung von Gleichspannungsuntersuchungen, die vorläufig ebenfalls die Eröffnung des knöchernen Schädels und zusätzliche spezielle Apparaturen erfordern.

Wiemers: Ich möchte Herrn HIRSCH noch um ein paar erläuternde Worte zu den hirnelektrischen Phänomenen bei Hypoxie und Ischämie bitten.

Hirsch: Bei einem kompletten Stop der Gehirndurchblutung ist die Dauer der Null-Linie im EEG, optimale Versorgung des Gehirns mit Blut vorausgesetzt, in erster Linie von der Zeitdauer des Durchblutungsstops abhängig (Abb. 1). Auch wenn die Zeit für eine komplette Wiederbelebung, d. h. die Zeit eines kompletten O_2-Mangels, nach der eben noch eine komplette Wiederbelebung möglich ist, überschritten ist, können noch spontane Rindenpotentiale wiederkehren. Die Zeit für eine komplette Wiederbelebung der cerebralen Gesamtfunktion bei einem kompletten Stop der Gehirndurchblutung beträgt in Normothermie 8–10 min. Spontane Rindenpotentiale können in Normothermie noch nach einem kompletten Durchblutungsstop bis zu 25 min wiederkehren (Abb. 1); die zustande kommende Wiederbelebung ist inkomplett und wahrscheinlich zeitlich befristet.

Zwei Beispiele zeigen die Wiederkehr der spontanen Rindenpotentiale: In Abb. 2 ist ein Versuch dargestellt, in dem die komplette Gehirnischämie 8 min betrug; bei dem in Abb. 3 dargestellten Versuch betrug die komplette Gehirnischämie 20 min. Bei der 8 min langen kompletten Gehirnischämie wäre eine komplette Wiederbelebung zustande gekommen. Nach der 20 min langen kompletten Gehirnischämie war die Wiederbelebbarkeit aller Gehirnfunktionen überschritten; die Wiederbelebung ist inkomplett.

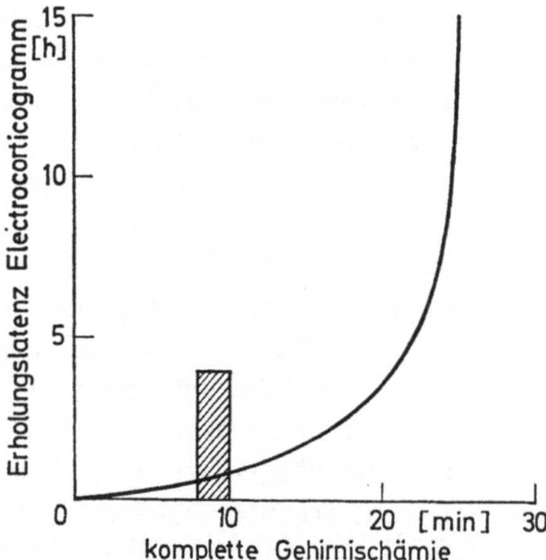

Abb. 1. Erholungslatenz des Electrocorticogramms nach kompletten Gehirnischämien bis zu 25 min Dauer in Normothermie. Der dicke senkrechte Balken zeigt die Grenze für eine komplette Wiederbelebung aller Gehirnfunktionen. Die Werte rechts vom Balken zeigen eine nur inkomplette und u.U. zeitlich befristete Wiederbelebung an. Untersuchungen am isolierten, völlig vom Rumpf getrennten Hundekopf. [Schema nach OBERDÖRSTER, G., SAUM, R., BENNER, K. U., GEBERT, E., SOBOTKA, P., HIRSCH, H.: Pflügers Arch. ges. Physiol. **307**, 116 (1969)]

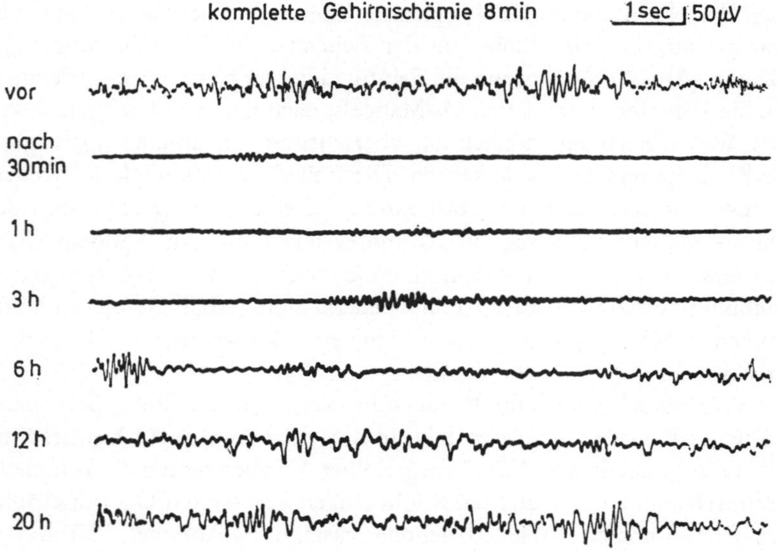

Abb. 2. Electrocorticogramm vor und nach kompletter Gehirnischämie von 8 min in Normothermie. Methodik wie bei Abb. 1

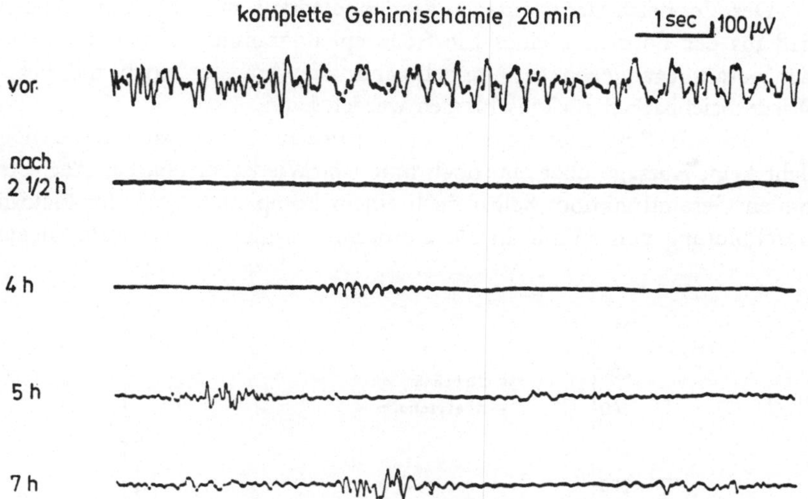

Abb. 3. Electrocorticogramm vor und nach kompletter Gehirnischämie von 20 min in Normothermie. Methodik wie bei Abb. 1

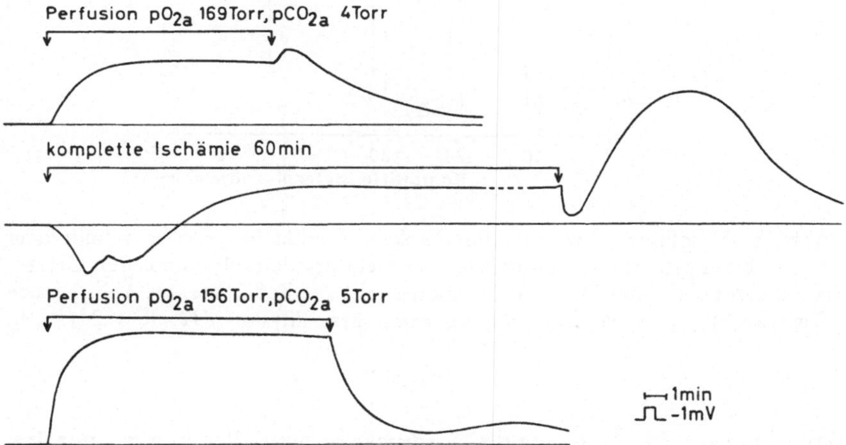

Abb. 4. Veränderung der sog. corticalen Gleichspannung bei und nach zwei Perfusionen mit Blut, dessen pCO_2 erniedrigt ist, und bei und nach einer kompletten Gehirnischämie von 60 min Dauer. Vor und nach der kompletten Gehirnischämie wurde das Gehirn mit Blut, dessen Gasdrucke normal waren, durchströmt. Methodik wie bei Abb. 1. [aus HIRSCH, H., SCHOLL, H., DICKMANS, H. A., EISOLT, J., MANN, H., KRANKENHAGEN, B.: Pflügers Arch. ges. Physiol. **301**, 351 (1968)]

Der Vergleich der spontanen Rindenpotentiale aus Abb. 2 und 3 zeigt, daß aus der Form nur eines Electroencephalogramms nie auf die Dauer des vorausgegangenen O_2-Mangels und die Art der noch möglichen Wiederbelebbarkeit rückgeschlossen werden kann.

Auch die Registrierung der sog. corticalen Gleichspannung ermöglicht keine Aussage über eine noch mögliche Wiederbelebbarkeit der cerebralen Gesamtfunktion. Selbst nach einem kompletten Stop der Gehirndurchblutung von 60 min in Normothermie reagiert die corticale Gleich-

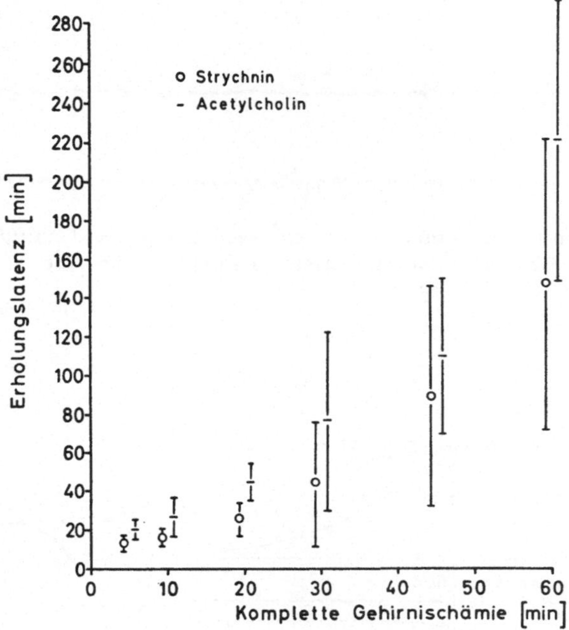

Abb. 5. Erholungslatenz von durch lokale Applikation von Strychnin oder Acetylcholin provozierten Potentialen der Gehirnrinde nach kompletten Gehirnischämien bis 60 min Dauer in Normothermie. Methodik wie bei Abb. 1 [nach Sobotka, P., Gebert, E.: Pflügers Arch. ges. Physiol. **312**, R 123 (1969)]

spannung auf eine Änderung der Gasdrucke im arteriellen Blut wie vor dem 60 min langen Stop. Abbildung 4 zeigt, daß alle Bemühungen, von der noch vorhandenen Reaktionsfähigkeit der sog. corticalen Gleichspannung auf eine noch mögliche Wiederbelebbarkeit der cerebralen Gesamtfunktion zu schließen, sinnlos sind. Die terminale Negativierung, die während der kompletten Gehirnischämie zustande kommt, ist bei einer Wiederdurchströmung des Gehirns also aufhebbar, selbst dann, wenn die Wiederbelebungszeit der cerebralen Gesamtfunktion um den Faktor 6 überschritten ist (Abb. 4).

Eine Beurteilung über eine noch mögliche Wiederbelebbarkeit der cerebralen Gesamtfunktion ist auch durch Ableitung provozierter Potentiale nicht möglich. Abbildung 5 zeigt, daß durch lokale Applikation von Strychnin oder Acetylcholin an der Gehirnrinde in Normothermie nach 60 min langer kompletter Gehirnischämie (d. h. also nach einem Zeitpunkt, zu dem die Zeit für eine komplette Wiederbelebung aller Funktionen des Gehirns längst überschritten ist) noch Potentiale ausgelöst werden können. Abbildung 6 zeigt als Beispiel die Registrierung solcher Potentiale.

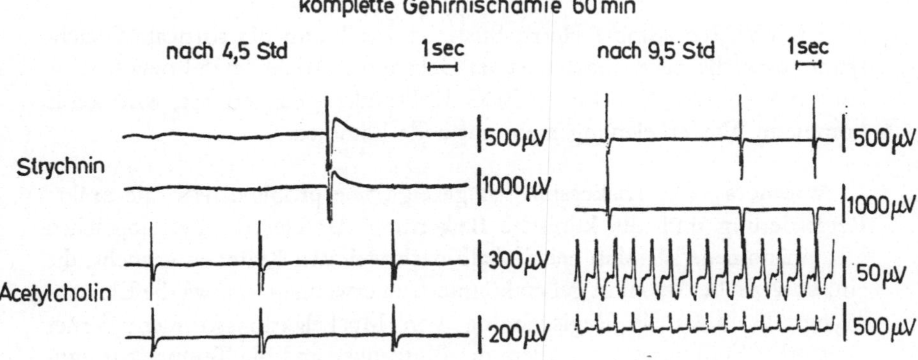

Abb. 6. Durch lokale Applikation von Strychnin oder Acetylcholin provozierte Potentiale der Gehirnrinde nach kompletter Gehirnischämie von 60 min; Methodik wie bei Abb. 1

Loew: Herr HIRSCH hat Ihnen eindrucksvoll demonstriert, daß die elektrische Aktivität des Gehirns (sei es in Form provozierter Potentiale, oder in Form einer nahezu normalen Spontanaktivität) noch erholungsfähig ist nach Ischämiezeiten, die mit Sicherheit keine Erholung des Gehirns als Organ mehr zulassen. Wegen dieses unbestreitbaren Sachverhalts bin ich mit vielen anderen Neurochirurgen der Ansicht, daß das EEG über die Erholungsfähigkeit des Gehirns nur sehr wenig auszusagen vermag. Man sollte deshalb die Forderung fallen lassen, daß über 12 Stunden ein O-Linien-EEG bestanden haben müsse, bevor man den cerebralen Tod feststellen kann. – Beim 1. Internationalen Symposion für Organtransplantation in Madrid im Juli ds. Jahres war man übereinstimmend der Auffassung, man solle von jeder Zeitgrenze absehen und die Feststellung des Hirntodes ganz der Beurteilung des Arztes überlassen.

Bushart: Auf der Suche nach einer Methode, die es gestattet, den eingetretenen Hirntod aktuell zu erfassen, haben wir auch die cerebrale Gleichspannung untersucht. Anhand eines Dias möchte ich auf den möglichen Aussagewert der cerebralen Gleichspannung zurückkommen, um einem Mißverständnis zu begegnen. Wir hatten lediglich eine durch Blutgasverschiebungen nicht mehr erregbare cerebrale Gleichspannung als Zeichen des eingetretenen Hirntodes gewertet [siehe: Kriterien der irreversiblen Hirnschädigung bei Intensivbehandlung, Med. Klin. **64** (1969) 184–193]. Ich möchte die Frage, ob eine nicht mehr reagierende Gleichspannung Zeichen des eingetretenen Hirntodes ist, an Herrn Prof. Hirsch weitergeben, der die cerebrale Gleichspannung im Tierexperiment untersucht hat.

Hirsch: Ich stimme Herrn BUSHART zu: Wenn die corticale Gleichspannung nicht mehr reagiert, ist das Gehirn tot. Auch Herrn Loew stimme ich zu: Wenn das Null-Linien-EEG 12 Stunden gedauert hat, wird keine komplette Wiederbelebung mehr zustande kommen.

Wiemers: Die Diskussion hat gezeigt, wie problematisch die exakte Registrierung und die klinische Bewertung der elektro-physiologischen Hirnphänomene ist. Man hat deshalb nach weiteren Kriterien gesucht, die eine zusätzliche Auskunft geben könnten; zu erwähnen ist etwa die Elektro-Myografie, also die Registrierung von Muskelaktionsströmen; ferner vegetative Funktionen, vor allem die Blutdruck- und die Temperaturregulation. Meine Frage lautet nun, ob das Vorhandensein dieser Funktionen noch auf Erholung hoffen läßt, wenn die übrigen Zeichen des Hirntodes bereits eingetreten sind, oder umgekehrt: Ob das Erlöschen dieser Funktionen den definitiven Hirntod beweist, ohne daß man auf die komplizierteren Untersuchungen, die hier erörtert wurden, zurückgreifen müßte.

Wawersik: Diese Funktionen können nur als zusätzliche Kriterien Verwendung finden, aber nicht das EEG ersetzen. Bei einem früheren Symposion in Bonn wurde gefragt, ob man vom Hirntod sprechen kann, wenn alle anderen Kriterien erfüllt, Temperatur- und Kreislaufregulation aber noch erhalten sind oder genauer gesagt: Die Körpertemperatur noch nicht abgesunken ist und der systolische Blutdruck sich noch um 80 mmHg hält. Ich bin der Meinung, daß man das kann in den hier zur Diskussion stehenden Fällen, wo der Hirntod durch direkte Schädigung akut eingetreten ist. Wenn man davon ausgeht, daß der Hirntod 30 min nach Beginn einer totalen Ischämie durch den Zirkulationsstop im Carotisangiogramm nachweisbar ist, so wird zu diesem Zeitpunkt die Körpertemperatur noch nicht abgesunken sein; sie wird allenfalls im Verlauf der nächsten 24–36 Stunden abfallen.

Wiemers: Bei der diesjährigen Tagung der Neurochirurgen in Gießen wurde berichtet, daß beim dezerebrierten Hund noch eine partielle Blutdruck- und Temperaturregulation über das Rückenmark zustande kommt. Vielleicht ist ähnliches auch beim hirntoten Patienten noch möglich. Andererseits wäre auch denkbar, daß kleine Areale des Hirnstammes von der allgemeinen Schädigung ausgespart bleiben und einen Rest vegetativer Regulation aufrechterhalten, auch wenn das ganze übrige Gehirn irreversibel tot ist. Aus der Zuhörerschaft hat sich Herr Kollege Kubicki zu einer Diskussionsbemerkung gemeldet.

Kubicki: Da die Stellungnahme der Deutschen EEG-Gesellschaft zum größten Teil von Neurologen erarbeitet wurde, konnten wir auf einer etwas breiteren Basis als nur der elektrophysiologischen arbeiten. Nach unserer Überzeugung sollte das EEG nicht überbewertet werden; es hat aber eine entscheidende Monitorfunktion. Solange nämlich noch Potentiale da sind, mag der Patient vielleicht sterben – er ist aber noch nicht hirntot. Erst wenn Sie ein absolut isoelektrisches EEG haben, können Sie die Diskussion über den Hirntod wirklich eröffnen. Dann müssen Sie nach den klinischen Kriterien sehen, und wenn diese vorhanden sind, müssen Sie die Anamnese berücksichtigen und eine Hypothermie und vor allem eine Intoxikation ausschließen, denn auch bei einem Verkehrsunfall können sie nicht ohne weiteres wissen, ob der Patient vielleicht in suicidaler Absicht Barbiturate eingenommen hat und im ersten Erregungszustand auf die Straße lief und einen Unfall verursacht hat. Diese Möglichkeit müssen Sie auf jeden Fall ausschließen. Es ist nicht nötig festzustellen, welches Medikament in welcher Menge genommen wurde – Sie müssen nur in Erfahrung bringen, ob überhaupt mit einer Intoxikation gerechnet werden muß. Diese Antwort können Sie in spätestens 6 Stunden haben. Inzwischen leiten wir das EEG für jeweils $^1/_2$ Stunde ab. Selbst kleine Potentialaufbrüche kommen selten in größeren Abständen als 10 min vor, so daß wir sie mit einer $^1/_2$stündigen Ableitung überwiegend erfassen. Aus praktischen Gründen kann man andererseits auf einer Intensivstation doch nicht länger störungsfrei, d. h. in Ruhe arbeiten. Schließlich sollte man nach 3–4 Stunden ein cerebrales Arteriogramm machen, und zwar nicht nur bei den schweren Schädel-Hirn-Verletzungen. Käufer und Penin haben erst kürzlich berichtet, daß es bei jeder Form cerebraler Anoxie über die Azidose zu einer schweren Steigerung des Schädelinnendrucks kommen kann, die bis zur Unterbrechung der intrakraniellen Zirkulation führt. Es ist nicht genügend bekannt, daß dies nicht nur nach Traumen und Hirnoperationen, sondern häufig auch nach Ischämien oder Anoxien vorkommt.

Wiemers: Wir werden mit der Deutschen EEG-Gesellschaft weiter in Kontakt bleiben müssen, wenn wir auch, aus praktischen Gründen, in der Intensivtherapie ihren strengen Forderungen nicht immer werden nach-

kommen können. Hiermit möchte ich die Diskussion über diesen Punkt
abschließen und zu der Frage übergehen, welche Folgerungen wir für
unsere praktisch-klinische Tätigkeit ziehen können. Zuerst möchte ich
Herrn Weissauer bitten, die Schlußfolgerung aus unserer Diskussion zu
ziehen im Hinblick auf die Frage, wie lange wir eine Reanimation fortsetzen müssen bzw. wann wir die Beatmung beenden dürfen.

Weissauer: Wenn ich recht sehe, ist es nun allgemeiner Konsens der
Mediziner, auf den Hirntod abzustellen anstatt auf die früheren klas-
sischen Todeszeichen. Der Todesbegriff ist in unserer Rechtsordnung
nirgendwo allgemein definiert; es geht also darum, ob der Jurist den von
der Medizin erarbeiteten neuen Todesbegriff akzeptiert. Im Zivilrecht und
im Strafrecht sehe ich keine prinzipielle Schwierigkeit, sich der Definition
des Hirntodes anzuschließen. Eine andere Frage ist, ob der Hirntod mit
Sicherheit nachweisbar ist, und da gibt es ja offenbar noch Meinungsver-
schiedenheiten zwischen den Medizinern.

Wiemers: Ich wollte mit meiner Frage darauf hinaus, ob wir wirklich
den Hirntod mit den ganzen Kriterien der EEG-Diagnostik beweisen
müssen, bevor wir bei einem Patienten, der die klinischen Kriterien (Be-
wußt- und Reflexlosigkeit, Atemlähmung und reaktionslose weite Pupillen) bereits erfüllt, die Reanimation beenden und den Respirator abstellen dürfen. Meines Erachtens haben wir in dieser Situation, wenn nicht
einen Toten, so zumindest einen Sterbenden vor uns. Ob wir aber bei einem
Sterbenden noch ärztliche Maßnahmen anwenden oder nicht, sollte allein
davon abhängig gemacht werden, ob diese Behandlung für ihn subjektiv
noch eine Erleichterung bedeutet.

Weissauer: Im Prinzip stimme ich Ihnen zu, daß man die Reanimation
bei einem bewußtlosen Sterbenden mit aussichtsloser Prognose beenden
darf. Aus meiner Sicht ist das Abstellen des Respirators, wie ich bereits
erwähnt habe, nur die Beendigung der ärztlichen Bemühungen, das Leben
durch Behandlungsmaßnahmen aufrechtzuerhalten und nicht anders zu beurteilen, als die Beendigung einer manuellen Beatmung. Ein aktives Tun
ist dagegen eindeutig die Entnahme lebenswichtiger Organe; da auch der
Sterbende noch lebt, wäre sie bei ihm ein Tötungsdelikt. Die Organentnahme setzt den Tod des Patienten voraus, nach neueren Erkenntnissen
also den Gehirntod.

In der Frage, ob das Abstellen des Respirators als Unterlassung gelten
kann, war jedoch Herr Hinderling anderer Meinung, und insbesondere
Herr Bockelmann hat auf dem Chirurgenkongress entschieden die ent-
gegengesetzte Auffassung vertreten. Die Juristen sind hier nicht einer
Meinung, und die Vorsichtigen plädieren dafür, solange zu warten, bis der

Respirator für einen anderen Patienten benötigt wird, also eine Interessenkollision eintritt.

Steinbereithner: Es kam bei allen Symposien immer wieder zum Ausdruck, daß man in diesen Fällen sein Handeln auf die Anamnese abstellen muß. Wenn ich weiß, daß es sich um einen inoperablen Hirntumor oder um ein schwerstes Schädeltrauma handelt, wenn eine Vergiftung oder ein Stoffwechselkoma nicht in Frage kommen und die klinischen Symptome der Decerebration gegeben sind, würde ich nach 24 Stunden den Respirator abstellen; ist mir über den klinischen Verlauf nichts oder nicht genug bekannt, so würde ich es nicht tun.

Bushart: Wir hatten auf der neurologischen Beatmungsstation Patienten, bei denen der Neurologe glaubte, der Hirntod sei eingetreten. Das abgeleitete EEG überraschte aber durch noch vorhandene, recht gute Aktivität. Um wegen der Bezeichnung des EEG als „diagnostisches Hilfsmittel" nicht mißverstanden zu werden, muß ich doch für den Einsatz des EEG als *notwendige* Zusatzuntersuchung plädieren.

Loew: Wir müssen unterscheiden zwischen dem Hirnsterbenden und dem Hirntoten – das ist die Frage, die Herr WIEMERS ansteuerte und der wir jetzt wieder ausgewichen sind. Den Hirntod müssen wir nur dann positiv nachgewiesen haben, wenn wir ein Organ entnehmen wollen, denn das dürfen wir nur beim Toten. Beim Sterbenden können wir bestimmte Behandlungsmaßnahmen unterlassen, wenn wir aus praktisch-klinischer Erfahrung wissen, daß die Funktionen sich nicht wieder einspielen, der Verfall also unaufhaltsam nachfolgt, und hierzu gehört auch die vorzeitige Beendigung der Beatmung. Zusammen mit vielen meiner neurochirurgischen Kollegen bin ich aus der praktischen Erfahrung der Überzeugung, daß das Hirn*sterben* durch die Kriterien der Bewußt- und Reflexlosigkeit, fehlender Spontanatmung und fehlender Pupillenreaktion so sicher nachgewiesen ist, daß wir (bei Ausschluß einer Intoxikation und unter der Voraussetzung einer direkten traumatischen Hirnschädigung) nach Ablauf von 12 Stunden auch ohne EEG und ohne Angiogramm berechtigt sind, weitere therapeutische Maßnahmen wie auch die künstliche Beatmung einzustellen. Wir sind allerdings nicht der Meinung, daß der Hirn*tod* ohne EEG ausreichend nachgewiesen ist, wenn wir Organe entnehmen wollen; dazu bedarf es, als zusätzliches Kriterium, der EEG-Ableitung oder des angiografischen Nachweises des cerebralen Zirkulationsstillstandes.

Wiemers: Ich bin Ihnen für Ihre Wortmeldung sehr dankbar, denn Sie haben genau das ausgeführt, worauf ich hinauswollte.

Spann: Das war ja der Ausgangspunkt unserer Diskussion, daß wir nicht verpflichtet sind, beim Sterbenden bis zur letzten Konsequenz und

bis zur letzten Minute sämtliche Mittel anzuwenden – dennoch gilt der
Mensch, solange er stirbt, als Lebender. Dazu ein praktisches Beispiel:
Ein schwerstkranker Mann mit zahlreichen Nierenabscessen, der nach dem
Befund sicher innerhalb weniger Stunden verstorben wäre, wurde von
seinem Schwiegersohn im Bett erstochen. Das Urteil: Lebenslängliches
Zuchthaus. Niemand fragte danach, ob der Ermordete sterbend war oder
nicht. Aber hier handelt es sich darum, daß man beim Sterbenden keine
extreme Maßnahmen zur Verlängerung des Sterbens anwendet, was sich
rein rechtlich in der Form des unechten Unterlassungsdeliktes nicht unterscheiden muß.

Hinderling: (Hat sich auserbeten, an dieser Stelle schriftlich seinen
Diskussionsbeitrag nachzuliefern, verzichtete aber nachträglich darauf,
da der Inhalt der von ihm geplanten Darlegungen im Rahmen eines von
ihm verfaßten, in der Schweiz. Med. Wochenschrift erscheinenden Auf-
satzes nachgelesen werden kann.)

Wiemers: Nun kommen wir zur anderen Seite des Problems, nämlich
zu der Frage, wann sind wir berechtigt, ein Organ zur Transplantation zu
entnehmen. Gleichzeitig erhebt sich die Frage, ob man sich zuvor mit den
Angehörigen verständigen soll, was man ihnen über den Todeszeitpunkt
sagen soll und wie man ihnen begründen soll, warum man über diesen
Zeitpunkt hinaus noch Reanimationsmaßnahmen fortgeführt hat.

Linder: Zweifellos sind wir bei einer Organentnahme strikt verpflichtet, zuvor den Tod ganz sicher nachgewiesen zu haben. Die Situation
ist eine ganz andere als beim Abbrechen der Reanimation, weil der trans-
plantierende Chirurg in den Verdacht kommen könnte, er opfere das
Leben eines ihm anvertrauten Patienten, indem er die Reanimationsmaßnahmen einstellt. Wir haben gehört, welche Kriterien zur Todeserklärung
gefordert werden. Unsere Erfahrungen an der Heidelberger Klinik, wo
unser Urologe, Herr Roehl, etwa 40 Nieren transplantiert hat, bestätigen,
wie wichtig es ist, daß wir den eingetretenen Tod zum frühest möglichen
Zeitpunkt deklarieren können; nur dann besteht eine Chance, daß die
Mühen und Risiken, die der Empfänger auf sich nimmt, durch ein funktions-
tüchtiges Transplantat belohnt werden.
Als wir 1967 begannen, hielten wir uns an die 12-Stunden-Grenze nach
Eintritt der elektrischen Stille im EEG. Die Ergebnisse waren nicht so
günstig, weil das Transplantat oft schon durch den Niedergang des Blutdruckes vorgeschädigt war. Dann konnten wir die Sicherheitsfrist durch
Anwendung der cerebralen Angiografie verkürzen, und die Ergebnisse
waren hinsichtlich der sofort einsetzenden Diurese weit besser, weil die
sogenannte warme Ischämie viel kürzer ist. Dies ist meines Erachtens ein
Erfolg der von den Anaesthesisten und Chirurgen gemeinsam erarbeiteten

Definition des Hirntodes. Ich möchte hinzufügen, daß auch unser Gesprächsleiter sowie die Herren LOEW und WAWERSIK maßgeblich an der Arbeit dieser Kommission beteiligt waren, und daß diese Empfehlungen 1967 abgegeben wurden, also zu einem Zeitpunkt, als sozusagen noch nicht viel auf dem Markt war.

Praktisch gehen wir so vor, daß der decerebrierte Patient in die Röntgenabteilung gefahren und dort von der Art. femoralis ein Katheter bis zum Aortenbogen vorgeschoben wird. Findet man bei der Angiografie einen Stop der Hirndurchblutung, so wird der Katheter zurückgezogen und ein Angiogramm der Nieren angefertigt; dadurch erfährt man, welche Seite für die Organspende die günstigere ist. Inzwischen sind gut 20 min verstrichen, so daß man den Katheter wieder nach oben vorschieben und zum zweiten Mal den Stop der Hirndurchblutung nachweisen kann. Wir haben uns also bisher auf die doppelte Angiografie gestützt, sind aber beruhigt zu hören, daß unter genannten Voraussetzungen auf die zweite Angiografie verzichtet werden kann, weil ein späteres Wiederingangkommen der Hirndurchblutung die Feststellung des Hirntodes nicht erschüttert. Mit Hilfe der hier fast im Übermaß herausgestellten Kriterien ist es heute also möglich, den Tod frühzeitig und sicher festzustellen. Das muß auch in der Öffentlichkeit immer wieder betont werden, damit die Nierentransplantation, die heute im Vergleich zu allen anderen Organtransplantationen schon zur Routinebehandlung zählt, nicht in Mißkredit gerät.

Nun zu der weiteren Frage, ob man die Angehörigen orientieren oder fragen sollte. Wir sind den Juristen, die uns ja helfen wollen, sehr dankbar, daß sie keine strafrechtlichen Bedenken gegen die Organentnahme bei einem Toten haben, auch wenn die Angehörigen nicht zustimmen. Aus ärztlichen Gründen haben wir aber stets die Angehörigen um ihre Einwilligung gebeten. Erfreulicherweise ist es uns – mit Ausnahme eines Falles – immer gelungen, von den Angehörigen des eben Verstorbenen die Zustimmung zu erhalten; vielleicht ist dies ein Vorteil der Aufklärung durch die Massenmedien. Wenn wir die Angehörigen nicht erreichen können, sind wir durch unser Bemühen wohl juristisch gedeckt.

Wiemers: Wir müssen zum Schluß kommen. Es wäre noch vieles zu diskutieren, aber wir wollen auch künftigen Symposien und Podiumsgesprächen noch Stoff übriglassen. Es war ein heißes Eisen, das wir heute geschmiedet haben – ein Stoff von brennender Aktualität. Auf diesem Gebiet ist alles noch im Fluß, und die Meinungen gehen, wie Sie gehört haben, zum Teil auseinander. Es zeigt sich, daß die Meinung der Anaesthesisten, die persönlich große Intensivbehandlungsstationen betreuen, vielleicht am stärksten vom Standpunkt der Juristen abweicht. Die überkommenen Anschauungen und Kriterien reichen auf diesem Gebiet nicht aus. Wir werden vor ganz neue Situationen gestellt, und es fehlt uns noch an klinischer Erfahrung, um auf die vielen auftauchenden Fragen suffiziente Antworten zu geben. Wir brauchen mehr exakte Beobachtungen, mehr klinische Daten, bevor wir uns zu diesen Problemen verbindlicher äußern können.

Die Juristen möchte ich in diesem Zusammenhang bitten, ihren Standpunkt nicht vorschnell zu fixieren und durch ihre Äußerungen nichts zu praejudizieren, was sie vielleicht später in der Praxis revidieren müßten. Wenn ein neues Gebiet der Medizin in Fluß kommt, kann man nicht zuvor den Juristen fragen, wie man sich auf Grund der überkommenen Rechtsauffassung zu verhalten hätte. Die Rechtssprechung muß sich letzten Endes nach den medizinischen Gegebenheiten und Erfahrungen ausrichten und nicht umgekehrt. Ohnehin bleiben in der täglichen Arbeit auf dem Gebiet der Reanimation und der Intensivtherapie viele Grenz- und Zweifelsfälle, die man nach eigenem Wissen und Gewissen entscheiden muß.

Dabei ist immer wieder zu betonen, daß man sich nicht allzu sehr von den verlockenden Möglichkeiten medizinisch-technischer Perfektion verführen lassen sollte, sondern daß die Maßstäbe immer unter dem Gesichtspunkt ärztlich-menschlicher Hilfe zu setzen sind. Daß wir bei dieser Tätigkeit auch einen gehörigen Schuß Optimismus brauchen, wissen wir alle; neben vielen Rückschlägen werden wir aber hin und wieder für diesen Optimismus auch durch Erfolge belohnt, die wie ein Wunder erscheinen.

Wir dürfen nicht übersehen, daß infolge unserer Bemühungen zur Erhaltung des Lebens gelegentlich die Grenzen des Wünschenswerten erheblich überschritten werden. Dies gilt vor allem für unsere Zusammenarbeit mit den Neurochirurgen. Dieses wichtige und sehr ernste Problem kann hier nicht diskutiert werden, soll aber erwähnt werden, weil wir uns auch über die negativen Auswirkungen unseres gut gemeinten Einsatzes klar sein müssen.

Ich danke Ihnen für Ihr langes und geduldiges Ausharren und für Ihre große Aufmerksamkeit. Ich danke allen Gesprächsteilnehmern für ihr Engagement und darf zum Schluß vielleicht doch feststellen, daß wir in den wesentlichen Auffassungen nicht so weit voneinander abweichen, wie es zeitweise bei diesem Gespräch den Anschein hatte.

Anaesthesiology and Resuscitation · Anaesthesiologie und Wiederbelebung
Anesthésiologie et Réanimation

42 Der Narkoseapparat. Von P. Schreiber. DM 19,80

43 Die Klinik des Wundstarrkrampfes im Lichte neuzeitlicher Behandlungsmethoden. Von K. Eyrich. DM 20,—

44 Der primäre Volumenersatz mit Ringerlactat. Von A. O. Tetzlaff. Vergriffen.

45 Vergiftungen: Erkennung, Verhütung und Behandlung. Herausgegeben von R. Frey, M. Halmágyi, K. Lang und P. Oettel. DM 19,80

46 Veränderungen des Wasser- und Elektrolythaushaltes durch Osmotherapeutika. Von M. Halmágyi. DM 19,80

47 Anaesthesie in extremen Altersklassen. Herausgegeben von K. Hutschenreuter, K. Bihler und P. Fritsche. DM 48,—

48 Intensivtherapie bei Kreislaufversagen. Herausgegeben von S. Effert und K. Wiemers. DM 28,—

49 Intensivtherapie beim akuten Nierenversagen. Herausgegeben von E. Buchborn und O. Heidenreich. DM 24,60

50 Intensivtherapie beim septischen Schock. Herausgegeben von F. W. Ahnefeld und M. Halmágyi. DM 30,—

51 Prämedikationseffekte auf Bronchialwiderstand und Atmung. Von L. Stöcker. DM 18,—

52 Die Bedeutung der adrenergen Blockade für den haemorrhagischen Schock. Von G. Zierott. DM 42,—

53 Nomogramme zum Säure-Basen-Status des Blutes und zum Atemgastransport. Herausgegeben von G. Thews. DM 32,—

54 Der Vena Cava-Katheter. Von C. Burri und D. Gasser. DM 42,—

55 Intensivbehandlung und ihre Grenzen. Herausgegeben von K. Hutschenreuter und K. Wiemers. DM 22,—

Verzeichnis der Fachärzte für Anaesthesiologie in Deutschland, Österreich und Schweiz. Herausgegeben von R. Frey, Mainz, und H. Kronschwitz, Tübingen. XII, 299 Seiten und 29 Seiten Anhang mit 343 Abb., 1966. DM 18,—